Casos clínicos de Neurología

616.8
C341c Casos clínicos de neurología: la importancia del método clínico
/ Editor Jorge Nogales-Gaete; Editores asociados Sergio Cepeda Zumaeta,
Claudio Eloiza Concha, Ramiro Fernández Calderón;
Secretarios de edición Julio Vargas Osses, Waleng Ñacupil Reyes.
– 1a. ed. – Santiago de Chile: Universitaria, 2020.
268 p.: il., tablas; 15,5 x 23 cm. – (Universitaria)
Incluye referencias.

ISBN Impreso: 978-956-11-2684-8
ISBN Impreso Tapa Dura: 978-956-11-2698-5
ISBN Digital: 978-956-11-2685-5

1. Neurología – Casos clínicos. 2. Enfermedades del sistema nervioso.
I. Nogales-Gaete, Jorge, ed.

Texto compuesto en tipografía *Berling 10/12*

Se terminó de imprimir esta
PRIMERA EDICIÓN
en los talleres de Gráfica Andes Ltda.,
Santo Domingo 4593, Quinta Normal, en diciembre de 2020.

Las tintas usadas no son tóxicas y el papel empleado es biodegradable.
La producción se realizó de acuerdo con los cuidados del medio ambiente ISO 14001.

DISEÑO Y DIAGRAMACIÓN
Yenny Isla Rodríguez

PORTADA
Fotografía y fotomontaje: Jorge Nogales-Gaete
Dibujo: Ramiro Fernández Aceituno
Foto obtenida en presentación de la obra "Proyecto Burdeo"
Compañía de Danza Bacanal Colectivo, enero de 2020.

www.universitaria.cl

IMPRESO EN CHILE / PRINTED IN CHILE

CASOS CLÍNICOS DE NEUROLOGÍA
La importancia del método clínico

EDITOR
Jorge Nogales-Gaete

EDITORES ASOCIADOS
Sergio Cepeda Zumaeta
Claudio Eloiza Concha
Ramiro Fernández Calderón

SECRETARIOS DE EDICIÓN
Julio Vargas Osses
Waleng Ñancupil Reyes

La publicación de esta obra fue evaluada
por el Comité Editorial de Editorial Universitaria
y revisada por pares evaluadores especialistas en la materia,
propuestos por Consejeros Editoriales de las distintas disciplinas.

EDITORIAL UNIVERSITARIA

Homenaje al Prof. Dr. Camilo Arriagada Ríos (QEPD)
Maestro de la Neurología de Chile 1998

ÍNDICE

PRESENTACIÓN

El proceso de aprendizaje y enseñanza de la medicina es una tarea compleja. La breve vigencia del conocimiento determina que lo adquirido durante nuestra formación como estudiante y como médico nunca esté terminada, generando un desafío continuo de seguir aprendiendo y mejorando conocimientos y habilidades.

La neurología tiene sus particularidades, considerando que implica la adquisición de un lenguaje propio (antiguamente lleno de epónimos), de una técnica de examen distinta al resto de las especialidades, y de conocimientos que solo la experiencia clínica, adquirida al conversar y examinar nuestros pacientes, puede ofrecer.

Se sabe, y se nos enseña desde el pregrado, que la realización de una buena anamnesis y un adecuado examen físico, tanto general como neurológico, siguen siendo la piedra angular de todo diagnóstico, permitiéndonos develarlo en la gran mayoría de los casos.

En este contexto, en una época donde la tecnología en neuroimágenes y los avances en las ciencias básicas adquieren cada vez mayor protagonismo, el desarrollo de un método clínico para abordar los pacientes neurológicos facilita la adquisición de las competencias básicas para que todo médico, y en particular futuro neurólogo, logre aproximarse al problema de cualquier paciente y en cualquier situación, incluso "cuando se corta la luz".

Para ello, en línea con su forma de pensamiento, el profesor Nogales-Gaete ha desarrollado y enseñado una aproximación sistemática y racional a la especialidad, muchas veces evitada por estudiantes y médicos por su aparente dificultad o simplemente miedo, en lo que él denomina "el método", que intenta transmitir a las futuras generaciones de médicos bajo su tutela.

Es esa forma racional de pensamiento, transmitida a gran parte de sus alumnos de postítulo (muchos de ellos autores de capítulos de este libro), es lo que se intenta plasmar en las siguientes páginas.

Durante los años que he trabajado junto al profesor Nogales-Gaete he conocido su permanente preocupación por la docencia y el aprendizaje de nuestra especialidad. Muestra de ello es su calidad de autor de múltiples publicaciones y obras, en donde ha dejado la impronta de su pensamiento y sistematización. Desde temprano en su carrera se motivó a estudiar enfermedades particulares, siendo muestra de ello sus libros junto al profesor y Maestro de la Neurología chilena, Doctor Camilo Arriagada: *Neurocis-*

ticercosis, a fines de la década de los años 90, y posteriormente edita dos ediciones de *Esclerosis Múltiple: una mirada Pan-Iberoamericana*, obra reconocida internacionalmente, donde compartió con renombrados autores de diversos países y cuya segunda edición se realizó en una reconocida casa editora de New York.

Su legado en docencia de la neurología se expresa en su *Tratado de Neurología Clínica*, mejor conocido por generaciones de neurólogos como "el Nogales", del cual fue el impulsor y principal editor, recibiendo el premio Atenea de la Universidad de Concepción el año 2007.

Esta obra no es meramente una serie de casos clínicos. Es un intento por transmitir algo tan intangible como un método de pensamiento, donde solo la racionalidad y el ejercicio de la medicina en su esencia más pura permiten llegar a diagnósticos certeros y, con ello, ayudar a cada uno de nuestros pacientes. Con Nogales-Gaete he compartido más de un cuarto de siglo y he sido testigo de su preocupación por los pacientes y las futuras generaciones de médicos y neurólogos, destacándose como médico, como gran organizador y como docente ejemplar, quien me ha honrado con su amistad.

Dr. David Sáez Méndez
Profesor Asociado de Neurología
Universidad de Chile

PRÓLOGO

En este texto buscamos compartir parte de nuestra experiencia y estilo del proceso enseñanza-aprendizaje de la Neurología, realizado durante más de 30 años de docencia de estudiantes de pregrado, internos, y residentes del programa de formación de especialistas en el Servicio de Neurología del Hospital Barros Luco-Trudeau y Campus Sur de la Facultad de Medicina de la Universidad de Chile. Esta experiencia, que no busca confrontarse con otras miradas ni estilos, permite al lector seleccionar elementos que pudiesen ser útiles en el desarrollo de variantes personales de un método clínico.

La atención profesional médica de un paciente no es un simple ejercicio intelectual teórico personal o una trivia cognitiva entre profesionales, sino que es un proceso orientado a la tarea de diagnosticar y tratar, con el fin de curar o recuperar lo mejor posible, la salud alterada de una persona vulnerable, sufriente y real, lo que requiere de una acción responsable, empática, eficaz y eficiente. Los diferentes recursos materiales y humanos para asistir y resolver estas tareas son siempre limitados; así, el acceso y actuar a tiempo resultan no solo bienes escasos sino también variables fundamentales que afectan la calidad del resultado final de estas tareas en una forma fundamental y a veces determinante en términos de secuelas y sobrevida. Por esto la aproximación clínica de un paciente usando un sistema censal, lineal y fijo, que cubra "todas" las variables teóricas posibles de un diagnóstico, no es útil al menos para una primera evaluación, especialmente en una situación de urgencia. De allí la importancia de tener un método clínico, entendido como una herramienta orientadora de un proceso dinámico de análisis, donde al existir una matriz central esta permita explorar con un orden, pero también adecuándose a cada situación clínica con flexibilidad, permitiendo además corregir los errores que se detecten en la auditoría reflexiva posterior. El método clínico busca reducir la improvisación intuitiva, el sentido común personal con sesgo empírico, la búsqueda de aciertos casuales basados en numerosos exámenes realizados sin preguntas previas.

El método clínico, aunque sea flexible en su empleo, reconoce, con algunos grados de variabilidad en su énfasis y estilo, cuatro etapas con objetivos que determinan conductas. En su primera etapa el método busca definir la identificación del problema, en nuestra mirada, poniendo al individuo enfermo como centro, es decir, se pregunta primero en quién ocurre la enfermedad y luego qué le ocurre como síntoma, enfermedad o motivo de consulta.

En la segunda etapa el método profundiza la búsqueda en las dos fuentes centrales de información, así reconoce que, cuando es posible, la anamnesis constituye sustento del 60 a 70% del diagnóstico y el examen físico de un 10 a 15%, ambas fuentes requieren de conocimiento, trabajo, técnica, perfeccionamiento y arte. En la tercera etapa del método se verifica la definición de la hipótesis como una resultante de un resumen integrado de información sobre el individuo, sus molestias, sus circunstancias, la epidemiología de las prevalencias asociadas, la evidencia científica y las probabilidades. La cuarta etapa del método es la constatación del diagnóstico; aquí los exámenes de laboratorio complementarán el 15% restante de certidumbre diagnóstica, siempre y cuando además sean pertinentes, bien orientados y sus resultados positivos o negativos sean bien interpretados en cuanto a sensibilidad y especificidad, considerando la dinámica evolutiva de los procesos (Sandler G. Br Med J. 1979 - Peterson MC, *et al.*, West J Med. 1992). La creciente expectativa de encontrar mágicamente un rótulo que señale el diagnóstico en el resultado de un examen solicitado como parte de una larga lista estándar, es renunciar no solo a la ciencia y arte del método clínico, sino también a la relación médico-paciente como centro del proceso.

Este texto de estudio busca presentar, a través de casos clínicos reales, cómo se articula el método clínico, destacando en cada caso-capítulo no más de dos o tres aspectos relevantes, los que sumados permitirán configurar un referente que permita valorar al individuo, demandante de atención, como centro de la relación médico-paciente. Colegas neurólogos que trabajan a lo largo de todo el país nos permitirán conocer, además de los casos, diversas realidades clínicas en cuanto al lugar donde ocurrieron, así como en cuanto a escenarios de atención, es decir, consulta electiva ambulatoria, de urgencia y hospitalizados.

Los coautores participantes tienen en común el haber sido o ser, en distinto grado, discípulos o compañeros de ruta en mi proceso de enseñanza–aprendizaje, y por eso han tenido la gentileza y generosidad de presentar los casos en una modalidad que reconoce el modelo que he buscado compartir durante toda mi trayectoria de formación de neurólogos. Los coautores participantes dan cuenta de trayectorias profesionales muy diversas, que van desde el nivel de compañeros, que son pares, a médicos que están realizando actualmente su programa de especialización como residentes de primero, segundo y tercer año, buscando enfatizar la importancia del método clínico como una herramienta de acervo y desarrollo permanente.

Jorge Nogales-Gaete
Editor

AGRADECIMIENTOS DEL EDITOR

Estos son un momento y espacio propicios para agradecer:

A los editores asociados Drs: Sergio Cepeda, Claudio Eloiza y Ramiro Fernández.

A las coautoras y coautores de este texto.

A los pacientes que han sido motivo de nuestra vocación y fuente de todo tipo de enseñanzas.

A mis compañeras y compañeros del equipo de trabajo del Servicio de Neurología del Hospital Barros Luco.

A aquellas personas que he tenido la suerte de tener como maestros inspiradores, dentro de los que quisiera destacar (en orden cronológico de inicio de la interacción) a los profesores Drs: Luis Strozzi, Mario Palestini, Camilo Arriagada, Fernando Novoa, Giorgio Machi, W. Ian McDonald, Wallace Tourtellote y Gonzalo Álvarez.

A los laboratorios Merck S.A. y Roche Chile Ltda., que nos apoyaron con un grant educativo para la publicación de este libro, sin buscar participar ni influir en la línea editorial.

A la Sociedad Médica de Magallanes por su apoyo.

A mis amigas y amigos del mundo de la danza, que han acogido mi pasión por la fotografía permitiéndome un crecimiento en la semiología y sensibilidad de la observación del movimiento y del arte.

A mis compañeras y compañeros de fe, esperanza y utopía del Movimiento Cursillos de Cristiandad.

A mi familia de origen representada en mis hermanos Osvaldo, Doria y Silvia.

A mis hijas Alejandra y Karina, mis yernos Esteban y Pekka y mis nietos Sebastián, Cristóbal y Alexantery.

A mi compañera y esposa Georgina.

ÍNDICE DE AUTORES

Paula Agurto Merino
Neuróloga
Servicio de Neurología
Complejo Asistencial Hospital Barros Luco Trudeau
Servicio de Salud Metropolitano Sur
Santiago

Manuel Alvarado Pastenes
Neurólogo
Servicio de Neurología
Complejo Asistencial Hospital Barros Luco Trudeau
Servicio de Salud Metropolitano Sur
Profesor Adjunto Departamento de Neurología Campus Sur
Facultad de Medicina, Universidad de Chile
Santiago

Luis Rodrigo Aracena Conte
Neurólogo
Servicio de Neurología
Complejo Asistencial Hospital Barros Luco Trudeau
Servicio de Salud Metropolitano Sur
Profesor Asistente Departamento de Neurología Campus Sur
Facultad de Medicina, Universidad de Chile
Santiago

Claudia Cárcamo Rodríguez
Neuróloga
Hospital Clínico Universidad Católica, Red de Salud UC - Christus
Profesor Asistente Departamento de Neurología
Facultad de Medicina, Pontificia Universidad Católica de Chile
Santiago

Teresa Castillo Cárdenas
Neuróloga
Equipo Neurología Adultos Hospital Dr. Hernán Henríquez Aravena
Servicio de Salud Araucanía Sur
Docente Departamento de Especialidades Médicas
Facultad de Medicina, Universidad de la Frontera
Temuco

Paula Castillo Torres
Neuróloga
Unidad de Neurología del Hospital San Juan de Dios
Servicio de Salud Metropolitano Occidente
Santiago

Sergio Cepeda Zumaeta
Neurólogo
Servicio de Neurología
Complejo Asistencial Hospital Barros Luco Trudeau
Servicio de Salud Metropolitano Sur
Docente Departamento de Neurología Campus Sur
Facultad de Medicina, Universidad de Chile
Santiago

Ethel Ciampi Díaz
Neuróloga
Servicio Neurología, Hospital Dr. Sótero del Río
Servicio de Salud Metropolitano Sur Oriente
Profesor Asistente Departamento de Neurología
Facultad de Medicina, Pontificia Universidad Católica de Chile
Santiago

Claudio Eloiza Concha
Neurólogo
Servicio de Neurología
Complejo Asistencial Hospital Barros Luco Trudeau
Servicio de Salud Metropolitano Sur
Docente Departamento de Neurología Campus Sur
Facultad de Medicina, Universidad de Chile
Santiago

Ramiro Fernández Calderón
Neurólogo
Jefe Unidad de Neurología
Hospital Clínico de Magallanes
Servicio de Salud Magallanes
Docente Facultad de Medicina, Universidad de Magallanes.
Punta Arenas

Gladys Godoy Reyes
Neuróloga
Servicio de Neurología
Complejo Asistencial Hospital Barros Luco Trudeau
Servicio de Salud Metropolitano Sur
Docente Departamento de Neurología Campus Sur
Facultad de Medicina, Universidad de Chile
Santiago

Alejandro Herrera-Aceituno
Neurólogo
Servicio de Neurología del Hospital Regional de Talca
Servicio de Salud Maule
Docente Escuela de Medicina
Universidad Católica del Maule
Talca

Felipe Jurado-Díaz
Neurólogo
Servicio de Neurología
Complejo Asistencial Hospital Barros Luco Trudeau
Servicio de Salud Metropolitano Sur
Docente Departamento de Neurología Campus Sur
Facultad de Medicina, Universidad de Chile
Santiago

Gislaine Lam Esquenazi
Neuróloga
Interconsultora Superintendencia Pensiones (Antofagasta)
Asesora del Centro de Investigación en Gerontología Aplicada
Profesora colaboradora del Magister en Gerontología Clínica Interdisciplinar
Universidad Santo Tomás, sede Antofagasta
Antofagasta

Eloy Mansilla Lucero
Neurólogo
Unidad de TeleACV, Servicio de Salud Metropolitano Sur.
Clínica Alemana
Docente Departamento de Neurología Campus Sur
Facultad de Medicina, Universidad de Chile
Santiago

Arturo Martínez González
Neurólogo
Jefe Unidad de Neurología, Hospital San Camilo
Servicio de Salud Aconcagua
Docente Escuela de Medicina
Universidad de Valparaíso, sede San Felipe
San Felipe

Claudio Navarrete Asenjo
Neurólogo
Hospital Base Valdivia
Servicio de Salud Valdivia
Profesor Instructor Instituto de Neurociencias Clínicas
Universidad Austral de Chile
Valdivia

Daniela Navarrete-Balart
Médica Cirujana
Residente de tercer año del programa de especialización en Neurología Pediátrica
Hospital de Niños Dr. Roberto del Río, Servicio de Salud Metropolitano Norte
Campus Norte Facultad de Medicina, Universidad de Chile
Santiago

Carlos Navarrete Maldonado
Neurólogo
Clínica Dávila
Profesor Asociado de Neurología
Facultad de Medicina, Universidad de los Andes
Santiago

Jorge Nogales-Gaete
Neurólogo
Jefe de Servicio de Neurología
Complejo Asistencial Hospital Barros Luco Trudeau
Servicio de Salud Metropolitano Sur
Profesor Titular de Neurología
Facultad de Medicina, Universidad de Chile
Santiago

Waleng Ñancupil Reyes
Médico Cirujano
Residente de segundo año del programa de especialización en Neurología
Hospital Barros Luco Trudeau, Servicio de Salud Metropolitano Sur
Departamento de Neurología Campus Sur, Facultad de Medicina, Universidad de Chile
Santiago

Rocío Pacheco Elgueta
Médica Cirujana
Residente de primer año del programa de especialización en Neurología
Hospital Barros Luco Trudeau, Servicio de Salud Metropolitano Sur
Departamento de Neurología Campus Sur, Facultad de Medicina, Universidad de Chile
Santiago

Pablo Rodríguez García
Neurólogo
Servicio de Neurología
Complejo Asistencial Hospital Barros Luco Trudeau
Servicio de Salud Metropolitano Sur
Docente Departamento de Neurología Campus Sur
Facultad de Medicina, Universidad de Chile
Santiago

Rodrigo A. Salinas
Neurólogo
Servicio de Neurología, Hospital del Salvador
Servicio de Salud Metropolitano Oriente
Profesor Asistente Departamento de Ciencias Neurológicas Campus Oriente
Facultad de Medicina, Universidad de Chile
Santiago

David Sáez Méndez
Neurólogo
Servicio de Neurología
Complejo Asistencial Hospital Barros Luco Trudeau
Servicio de Salud Metropolitano Sur
Profesor Asociado Departamento de Neurología Campus Sur
Facultad de Medicina, Universidad de Chile
Santiago

Osvaldo Trujillo Godoy
Neurólogo
Servicio de Neurología
Complejo Asistencial Hospital Barros Luco Trudeau
Servicio de Salud Metropolitano Sur
Profesor Adjunto Departamento de Neurología Campus Sur
Facultad de Medicina, Universidad de Chile
Santiago

Daniel Valenzuela Torres
Neurólogo
Servicio de Neurología
Complejo Asistencial Hospital Barros Luco Trudeau
Servicio de Salud Metropolitano Sur
Profesor Asistente Departamento de Neurología Campus Sur
Facultad de Medicina, Universidad de Chile
Santiago

Julio Vargas Osses
Médico Cirujano
Residente de tercer año del programa de especialización en Neurología
Hospital Barros Luco Trudeau, Servicio de Salud Metropolitano Sur
Departamento de Neurología Campus Sur, Facultad de Medicina, Universidad de Chile
Santiago

Roque Villagra Castro
Neurólogo
Servicio de Neurología, Hospital del Salvador
Servicio de Salud Metropolitano Oriente
Profesor Asistente Departamento de Ciencias Neurológicas Campus Oriente
Facultad de Medicina, Universidad de Chile
Santiago

Sección I
Dolor

Caso 1
Cefalea con signos de alarma

Jorge Nogales-Gaete

I. Historia

a. En quién ocurre la enfermedad

Se trata de una mujer de 31 años, dueña de casa, casada, dos hijos sanos, de 4 y 6 años. Tiene una escolaridad de educación media completa y era 100% autovalente.

b. Factores de riesgo personales

Sin antecedentes mórbidos personales conocidos. No se sabe de enfermedades neurológicas personales ni familiares. No se conoce que tenga factores de riesgo cardio-cerebrovascular (Hipertensión arterial, Diabetes Mellitus, Cardiopatías).

Medicamentos: no toma habitualmente. No se conoce que tenga alergia a medicamentos ni alimentos. No sería consumidora de tabaco, alcohol o drogas.

Búsqueda dirigida de signos y síntomas pertinentes al caso, consignados a su ingreso:

Epilepsia (-)
Cefalea: muy ocasional
Síncope (-)
Problemas del metabolismo o del manejo de la glucosa (-)
Situaciones psicológicas estresantes en días precedentes (-)
Movimientos anormales (-)
Fiebre (-)
Trauma y TEC (-)
Depresión (-)
Ingesta de medicamentos por algún tratamiento o con fines suicidas (-).

c. Factores de riesgo comunitarios y ambientales circunstanciales

No existen.

d. Situación de consulta

Lugar de consulta: servicio de urgencia (SU) Hospital Barros Luco Trudeau (Complejo asistencial principal del Servicio Metropolitano Sur). Los antecedentes de la historia clínica de ingreso fueron aportados por la suegra de la paciente. Ingresó a las 10:30 y fue vista por neurólogo a las 11:00, día lunes, periodo estival.

e. Cuadro clínico

PRIMERA PARTE

Previamente asintomática, consulta un día lunes del mes de febrero de 2013, despierta aprox. a las 6:45 horas con cefalea intensa y vómitos en una oportunidad; posteriormente presenta compromiso de conciencia cuali y cuantitativo (confusión somnolienta), por lo cual es traída por una ambulancia del Servicio de Atención Médica de Urgencias (SAMU) al SU del Hospital Barros Luco (HBL).

f. Examen físico

SIGNOS VITALES

Presión arterial: 136/99.
Pulso: 100 por minuto.
Temperatura: 36º.
Saturación de O2 ambiental: 94%.

EXAMEN FÍSICO GENERAL

Hidratada.
Cabeza: sin alteraciones.
Cuello: sin aumento de volumen y sin soplos.
Corazón: RR2T sin soplos.
Tórax: murmullo pulmonar presente, sin ruidos agregados.
Abdomen: blando depresible, sin dolor, ruidos presentes.
Extremidades: pulsos pedios presentes, sin edema y sin signos de trombosis venosa.
Sin lesiones cutáneas.
Sin estigmas de punciones transcutáneas.

Examen neurológico

Nivel de conciencia: sopor medio.
Lenguaje: emite palabras incomprensibles. No obedece órdenes.
Pares craneales: Fondo de Ojo: no se pudo realizar por agitación de la paciente en cada intento. Pupilas isocóricas medias reactivas. Reflejo corneal presente simétrico. Movimientos oculocefálicos presentes, más lentos a izquierda (se logra mirada atraída acústica a ambos lados), sin paresia facial.
Motor: moviliza las 4 extremidades al Foix simétricamente, tono y reflejos osteotendíneos, conservados y simétricos, reflejos plantares flexores bilaterales.
Sensibilidad: reactividad impresiona simétrica.
Cerebeloso: no evaluable.
Signos Meníngeos: presenta rigidez de nuca, signos de Kernig y Brudzinski ausentes.

g.- Exámenes clínicos complemementarios

Los principales exámenes de laboratorio generales se presentan en la Tabla 1.

Tabla 1. Exámenes de laboratorio generales.

Hematocrito	44.3
Hemoglobina	15 gr/dl
Leucocitos	7.060 (cel/mm cúbico)
Plaquetas	200.000 (cel/mm cúbico)
VHS	11
Perfil bioquímico	Normales
Pruebas de coagulación	Normales
Electrolitos sanguíneos	Normales

h. Diagnósticos de ingreso

Sindromático

Cefalea con signos de alarma (súbita, nueva, con alteración de conciencia y rigidez de nuca).

Topográfico

Cerebro – meníngeo.

Etiológico

Hemorragia Subaracnoidea (HSA) secundaria a ruptura aneurismática. Meningoencefalitis.

i.- Exámenes complementarios específicos

Tomografía computada (TC) cerebral sin contraste realizado a las 11:50 hrs, no muestra alteraciones en especial hemorragia subaracnoidea, ni refuerzo cerebro-meníngeo.

Exámenes del líquido cefalorraquídeo (LCR) obtenidos mediante punción lumbar (PL).

El examen citoquímico de LCR se presenta en la Tabla 2.

Tabla 2. Examen citoquímico del líquido cefalorraquídeo.

Análisis LCR		
	(Valores del caso)	**(Valores normales)**
Aspecto	Claro (agua de roca)	Claro (agua de roca)
Leucocitos	80 (100% mononucleares)	0 – 5 (100% mononucleares)
Glucorraquia	0.69 mg/dl (glicemia 148 mg/dl)	0.4 – 0.7 mg/dl (65 – 80% glicemia)
Proteinorraquia	0.6 mg/dl	0.15 – 0.5 mg/dl
Presión	15 cm H_2O	5 – 18 cm H_2O

j. Cuadro clínico

SEGUNDA PARTE

Pospunción lumbar llega al servicio de urgencia el esposo de la paciente, el cual aporta nuevos antecedentes:

Cuadro se inició hace 7 días, caracterizado por cefalea occipital de mediana intensidad, sin otros síntomas asociados. Consulta en forma ambulatoria, indicando tratamiento sintomático con Paracetamol. Con todos esos elementos, se deriva a la paciente al hospital de enfermedades infecciosas Dr. Lucio Córdova (adyacente al HBL), con diagnóstico de síndrome de meningoencefalitis aguda, se inicia en forma empírica tratamiento con ceftriaxona 2 gramos cada 12 horas endovenosa, además de Aciclovir 30 mg /kilo al día endovenosa. Posteriormente el resultado del Gram es negativo, se suspende el antibiótico y se mantiene el Aciclovir. Paciente evoluciona favorablemente con recuperación completa, diagnóstico de alta: Meningoencefalitis y meningitis aguda viral.

II. Comentario del caso

Los pacientes nos anticipan con distinta fuerza y claridad sobre sus problemas de salud, aun sin decir una palabra de la molestia que motiva la consulta.

Con esa mirada, ¿qué antecedentes podrían ayudarnos para presumir una eventual causa de consulta?, antes de preguntar ¿por qué viene?

Lo primero es saber en quién ocurre la enfermedad considerando la realidad sociocultural y los factores de riesgo personales. Lo segundo es considerar dónde y cómo ocurre la consulta en cuanto a hora, lugar y carácter de urgencia o algo electivo. Lo tercero, ponderar la situación epidemiológica y factores de riesgo comunitario ¿se trata un caso aislado o es parte de algo comunitario?, relacionado con agentes traumáticos (incluyendo lo psicológico), tóxicos o infecciosos.

Ahora, si revisamos los motivos de consulta neurológica considerando el sitio y situación de consulta tenemos causas que se repiten en distintos lugares, por lo que ofreceremos solo tres citas de referencia (1, 2, 3). En los servicios de urgencia las causas principales de consulta son enfermedad cerebrovascular, epilepsia y cefalea. A nivel de atención primaria, los diagnósticos más frecuentes son: cefalea, dolor paracolumnar (cervicalgia y lumbago), epilepsia y vértigo. Finalmente, en la consulta ambulatoria electiva de especialidades los diagnósticos más frecuentes son: cefalea, deterioro cognitivo, enfermedad cerebrovascular, epilepsia y dolores diversos de causa no neurológica.

Existen modificadores estacionales de la epidemiología comunitaria, como por ejemplo el aumento de las enfermedades con expresión neurológica asociadas al frío del invierno, sinusitis y meningoencefalitis. Existen condiciones locales mantenidas o transitorias de exposiciones a agentes tóxicos que tienen impacto en las causas de consulta neurológica. Las crisis de polución ambiental inciden en el aumento de cefalea. La proximidad a vertederos, lugares de acopio o uso industrial de arsénico, plomo, pesticidas, solventes orgánicos generan cefalea, vértigo, polineuropatías y daño cognitivo.

Las catástrofes, sean desastres de la naturaleza como terremotos, inundaciones y afines como un accidente mayor de los medios de transporte o un incendio, son modificadores circunstanciales de los motivos de consulta. Cuando ocurren casos de salud con resultado de muerte o discapacidad en personas con notoriedad pública, con difusión en los medios sociales o en la prensa, la comunidad se sensibiliza en modo que las molestias similares generan consulta.

Podríamos resumir nuestro caso como: en una mujer joven y aparentemente sana ocurre algo agudo o subagudo de carácter personal cuyo diagnóstico sindromático es una cefalea con signos de alarma

¿Qué significa cefalea con signos de alarma?

En general los "signos de alarma" o "banderas rojas" son un conjunto de elementos clínicos que ayudan a seleccionar casos para una atención más cuidadosa en patología prevalente y de frecuente consulta. Las banderas rojas fueron creadas inicialmente para evaluar el lumbago en la década de los años 1980, pero el concepto se extendió rápidamente a otras situaciones clínicas (4). La idea es simple: ante causas de frecuente consulta que no suelen tener una connotación de riesgo para el paciente y que por lo mismo pudiesen ser vistas rutinariamente hay que tener estrategias para identificar aquellos casos que sí tienen relevancia en cuanto a riesgo. Como en otras entidades, en el caso de la cefalea en estos criterios de tamizaje se privilegia la sensibilidad respecto de la especificidad, no existiendo consenso en el valor específico de cada uno de los criterios usados. La utilidad de los criterios además alude a orientar en la necesidad de contar con algunos estudios o exámenes de laboratorio o imágenes complementarios (5).

En la Tabla 3 se listan los signos de alarma en una cefalea.

Tabla 3. Signos de alarma en una cefalea.

Cefalea nueva o reciente en mayores de 50 años.
Cefalea en paciente con neoplasia.
Cefalea en pacientes con inmunodepresión independiente del origen que esta tenga.
Cefalea en pacientes con reducción de coagulación sea por tratamiento para ello u otra condición.
Cefalea con localización unilateral persistente, excluyendo las cefaleas paroxísticas (neuralgia del trigémino, cefalea en racimos, SUNCT).
Cefalea que aumenta con la maniobra de Valsalva.
Cefalea persistente o con aumento progresivo sin respuesta a tratamiento.
Cefalea predominantemente nocturna.
Cefalea asociada a fiebre.
Cefalea asociada alteraciones del examen neurológico: alteración de conciencia o conducta, signos meníngeos, edema de papila, anisocoria, alteración del campo visual.
Cefalea en trueno (presentación violenta de magnitud inusitada 10/10 o la peor de su vida).
Cefalea asociada a crisis epilépticas.
Cefalea en pacientes con riesgo de trombosis venosa central: trombofilia, sepsis, post cirugía, cáncer.

Para el estudio de los dos diagnósticos etiológicos planteados en este caso los exámenes fundamentales son una TC cerebral y una PL para realizar exámenes del LCR. De ser posible el acceso a ambos, el orden natural es primero TC y luego PL. Esta secuencia podría por un lado establecer el diagnóstico de una HSA, así como también excluir algunas contraindicaciones intracraneanas para una PL (7,8).

Este caso de negatividad de sangre en TC de cerebro ante sospecha de HSA nos plantea una interrogante central en toda ponderación de la sensibilidad de un examen, el nivel de falsos negativos. Estudios de TC sin contraste han mostrado un 5% de negatividad en HSA por rotura de aneurisma, especialmente en las 6 primeras horas post sangrado. En esta situación de una fundada sospecha clínica y negatividad de la TC se han propuesto dos estrategias de exámenes complementarios que elevan la sensibilidad a valores de un 99%, PL con estudio de LCR y Angio-TC de cerebro (6,9).

Particularmente en este caso, en que el diagnóstico diferencial de la HSA era una meningoecefalitis, la opción natural de un examen complementario fue una PL y estudio de LCR, cuyo resultado permitió definir el diagnóstico etiológico.

El caso nos ilustra la importancia de la historia clínica tanto en establecer en quién ocurre la enfermedad, así como saber cómo ha ocurrido dicha enfermedad. En neurología existen muchas situaciones de alteración de conciencia, de lenguaje o memoria que determinan que la información debe ser obtenida parcial o completamente de terceros. En este caso, los dos informantes disponibles expusieron una información dispar que, si bien no desvirtuó los diagnósticos principales, los orientó con una fuerza distinta.

Referencias

1. Lavados PM, Gómez V, Sawada M, Chomalí M, Álvarez M. Diagnósticos neurológicos en la atención primaria de salud en Santiago, Chile. *Rev Neurol* 2003; 36(6): 518-22.
2. Gómez Ibáñez A, Irimía P, Martínez-Vila E. The problem of neurological emergencies and the need for specific neurology shifts. *An Sist Sanit Navar* 2008; 31(1): 7-13.
3. López-Hernández N, Espinosa-Martínez J. Análisis descriptivo de la asistencia neurológica ambulatoria en Elche, Alicante. *Rev Neurol* 2007; 45(4): 219-23.
4. Ramanayake RPJC, Basnayake BMTK. Evaluation of red flags minimizes missing serious diseases in primary care. *J Family Med Prim Care* 2018; 7(2): 315-318.
5. Do TP, Remmers A, Schytz HW, Schankin C, Nelson SE, Obermann M, *et al.* Red and orange flags for secondary headaches in clinical practice: SNNOOP10 list. *Neurology* 2019; 92(3): 134-144.
6. Mark DG, Hung YY, Offerman SR, Rauchwerger AS, Reed ME, Chettipally U, *et al.* Nontraumatic subarachnoid hemorrhage in the setting of negative cranial computed tomography results: external validation of a clinical and imaging prediction rule. *Ann Emerg Med* 2013; 62(1): 1-10.
7. Carstairs SD, Tanen DA, Duncan TD, Nordling OB, Wanebo JE, Paluska TR, *et al.* Computed tomographic angiography for the evaluation of aneurysmal subarachnoid hemorrhage. *Acad Emerg Med* 2006; 13(5): 486-92.

8. McCormack RF, Hutson A. Can computed tomography angiography of the brain replace lumbar puncture in the evaluation of acute-onset headache after a negative noncontrast cranial computed tomography scan? *Acad Emerg Med* 2010; 17(4): 444-51.
9. Perry JJ, Spacek A, Forbes M, Wells GA, Mortensen M, Symington C, *et al.* Is the combination of negative computed tomography result and negative lumbar puncture result sufficient to rule out subarachnoid hemorrhage? *Ann Emerg Med* 2008; 51(6): 707-13.

Caso 2
Cefalea recurrente

Waleng Ñancupil Reyes, Julio Vargas Osses

I. Historia

a. En quién ocurre la enfermedad

Se trata de una mujer de 28 años, con dominancia manual diestra, soltera. Vive en Santiago junto a su hermano. De ocupación profesional de la salud. Totalmente independiente en actividades básicas e instrumentales de la vida diaria.

b. Factores de riesgo personales

Antecedentes de síndrome de intestino irritable desde adolescencia, además de tres fracturas nasales en relación con práctica de hockey, por las que requirió una septoplastía y dos rinoplastías. Sin consumo de fármacos de manera habitual, salvo paracetamol y antiinflamatorios no esteroidales (AINES) en caso de cefalea, no más de 2 días a la semana. Sin alergias. Sin historia de embarazo. Usuaria de implante de Levonorgestrel como método anticonceptivo. Tiene antecedentes familiares, por línea materna, de migraña sin aura, hipertensión arterial, lupus eritematoso sistémico y enfermedad de Sjögren, mientras que por línea paterna, diabetes mellitus tipo 2 y dislipidemia. No fuma tabaco, consume alcohol de manera ocasional y no consume drogas ilícitas.

c. Factores de riesgo comunitarios y ambientales circunstanciales

No tiene.

d. Situación de consulta

Consulta en centro médico del sistema privado de salud, los datos fueron aportados por la misma paciente.

e. Cuadro clínico

Primera parte

Consulta por episodios de cefalea que se presentan desde los 15 años, de localización hemicránea con lateralidad variable, que suelen iniciarse en la región frontal y temporal, pero que luego se generalizan. El dolor es de carácter punzante o pulsátil y llega al acmé en 30-60 minutos, alcanzando una intensidad hasta 9/10 en escala visual análoga (EVA), lo que la obliga a detener las actividades que se encuentra realizando. Asocia, de manera relativamente constante, fonofobia y náuseas, a lo que en ocasiones se le suma fotofobia, vómitos y/o osmofobia. A veces, mientras está con el dolor, nota miosis del lado afectado. En general, el dolor cede al encerrarse en un cuarto oscuro y silencioso a dormir, mas no desaparece del todo. El rango de duración va desde 2 horas (mediante uso de analgésicos), hasta una única ocasión en que, a pesar del tratamiento usado, duró 6 días, siendo lo habitual 8 horas, seguidas de un periodo de bradipsiquia y cansancio que se ha prolongado hasta un máximo por 30 horas. La frecuencia actual de episodios es de 5 en el último trimestre, pero con fluctuaciones previas que van desde 1 a 14, identificando los periodos de estrés académico y las alteraciones en la duración de sueño habitual (falta y exceso) como los de mayor frecuencia.

Como síntomas prodrómicos, relata que, a veces, 3 a 4 horas antes del dolor se siente irritable, emocionalmente lábil, con avidez por algunas comidas y bosteza incontrolablemente. Desde este año se ha dado cuenta que, ocasionalmente, previo al dolor presenta escotoma visual temporal derecho de 30 a 60 minutos de duración, que luego cede. Reconoce como desencadenantes la falta de sueño, la cerveza, salsa de soya, el café, el olor a cigarrillo y algunos perfumes (especialmente los amaderados), sin variaciones catameniales. Dirigidamente, niega rinorrea acuosa, congestión nasal, inyección conjuntival, fiebre, baja de peso, convulsiones o sintomatología focal.

f. Examen físico

Signos vitales

PA: 122/86 mmHg, FC: 62 lpm, Temperatura: 36°C. Oximetría de pulso: 99%. FR: 16 por minuto.

Examen físico general

Buen estado general, bien hidratada y perfundida. Eupneica. Normocránea, sin lesiones faciales ni en cuero cabelludo, sin dolor a la palpación de estructuras pericraneales. Examen cardiopulmonar con ritmo regular en 2 tiempos, sin soplos, murmullo pulmonar conservado hasta ambas bases, sin ruidos agregados. Examen abdominal sin hallazgos relevantes. Extremidades móviles con trofismo normal y sin edema.

Examen neurológico

Mental: en vigilia espontánea, atenta, orientada en tiempo y espacio, lenguaje fluente sin alteraciones.

Pares craneales: pupilas isocóricas de 3 mm, con reflejo fotomotor directo y consensual presentes, agudeza visual conservada, sin déficit de campo visual a la confrontación. Fondo de ojo con papila de bordes netos y pulso venoso presente. Oculomotilidad extrínseca normal, reflejos corneales simétricos, sin alteraciones de la sensibilidad ni activación facial, sin nistagmo espontáneo ni alteración al examen de pares bulbares.

Motor: fuerza M5 en las 4 extremidades, ROT vivos simétricos, tono normal, reflejo plantar flexor bilateral.

Sensibilidad: sin alteraciones. Cerebeloso: metría, diadococinesia y sinergia normales.

Signos meníngeos: ausentes.

Marcha: normal.

g. Exámenes clínicos complementarios

Cuenta con resonancia magnética de encéfalo (RM) que fue solicitada en la ocasión que tuvo cefalea por 6 días seguidos, la que muestra lesiones hiperintensas subcorticales inespecíficas en secuencia T2/FLAIR, sin otras alteraciones (Figuras 1 y 2). Perfil bioquímico y hemograma dentro de rangos normales.

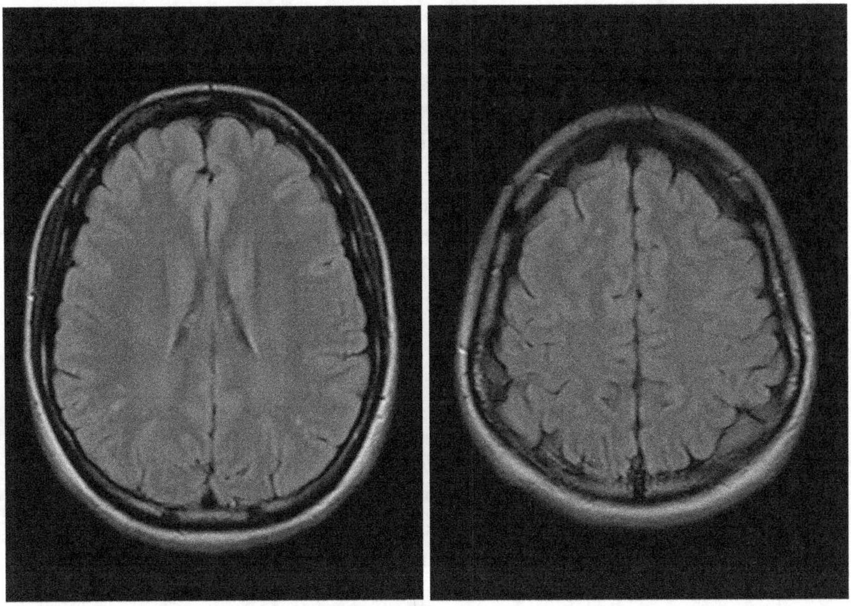

Figuras 1 y 2. Resonancia magnética encefálica sin contraste, secuencia T2/FLAIR: Se observan hiperintensidades inespecíficas en la sustancia blanca subcortical bilateral.

h. Diagnósticos

SINDROMÁTICO

Cefalea episódica tipo migraña, con y sin aura, sin signos de alarma.

TOPOGRÁFICO

Sistema trigémino-vascular.

ETIOLÓGICO

Migraña episódica sin y con aura típica.

i. Cuadro clínico

SEGUNDA PARTE

Tras la primera consulta se indicó el uso opcional de dos fármacos al inicio del ataque considerando la experiencia de la paciente en la valoración de desencadenantes, proyección de velocidad y magnitud y acceso a reposo; Naproxeno 550 mg vía oral y Sumatriptán 50 mg (con las consideraciones necesarias para evitar abuso y/o dependencia).

Se recomendó la confección de un calendario de cefalea, con consignación de todos los episodios de dolor, su intensidad, duración, desencadenantes, tratamiento utilizado y respuesta a este.

En su control al mes, se pudo establecer una frecuencia de 5 episodios en el mes (lo que era consistente con el mes previo), con dispar respuesta al tratamiento con una relación clara entre falla del tratamiento y el retraso de su uso. En ese escenario se deja profilaxis con Topiramato 25 mg cada 12 horas (titulación progresiva).

Luego de tres meses de tratamiento la paciente relata una clara reducción en la frecuencia de los episodios, presentando solo uno al mes. También, la intensidad de estos se redujo, alcanzando 6/10 en EVA, con buena respuesta al tratamiento de crisis mejorando la respuesta al Naproxeno.

II. Comentario del caso

Las cefaleas pueden ser primarias o secundarias, dependiendo de la existencia o no de una causa estructural subyacente. Dentro de las primeras, la migraña, junto con la cefalea tensional, constituyen las entidades clínicas más frecuentes, especialmente en mujeres (para migraña relación ♀: ♂ = 3,25:1) (1), representando un importante motivo de consulta en atención ambulatoria y servicios de urgencias, además de constituir una de las principales causas de ausentismo laboral a nivel mundial (2,3,4).

Cada cefalea primaria tiene sus rasgos distintivos, por lo que la identificación de estos, sumados a un examen neurológico normal, es lo que dará las claves para un diagnóstico correcto. De este modo la cefalea tensional se caracteriza por ser de predominio occipitocervical, de carácter opresivo, intensidad leve a moderada, no presentar agravación con el ejercicio, ni tampoco asociar náuseas o vómitos, pudiendo haber dolor a la palpación pericraneal (3).

La migraña, por otro lado, se reconoce por ser unilateral (aunque luego puede ser holocránea), pulsátil y de intensidad suficiente para que el paciente abandone las actividades que se encontraba realizando. Además se puede asociar a náuseas, vómitos y alteraciones sensoriales multimodales, tales como aversión al tacto (alodinia), luz (fotofobia), sonidos (fonofobia) y olores (osmofobia). Si se toman estos elementos en consideración es evidente que nuestra paciente presenta una migraña, especialmente si consideramos el antecedente familiar aportado, que se reporta hasta en un 60% de estos casos, a diferencia de otras cefaleas primarias (5). Eventualmente, en la migraña puede aparecer signología trigémino-autonómica, por lo que no es raro que nuestra paciente refiera miosis, pudiendo también haber epífora leve, ojo rojo y rubicundez facial (2,3).

Otros elementos distintivos de la migraña son la existencia de pródromos, aura y desencadenantes, todos referidos por nuestra paciente. Los primeros hacen alusión a una constelación de síntomas que preceden al desarrollo de la cefalea en varias horas, entre los que se puede encontrar fatiga, dificultades para la concentración, cambios de humor y rigidez cervical. Mientras que el aura, por su parte, corresponde a la aparición de síntomas neurológicos focales, transitorios y reversibles, que terminan cuando empieza el dolor.

El aura generalmente es de tipo visual (escotomas, con o sin luces centellantes) o sensitiva (parestesias), pero puede incluir debilidad motora, alteraciones del lenguaje y síntomas de tronco encefálico (disartria, vértigo, acúfenos, hipoacusia, diplopía, ataxia, incluso compromiso de conciencia) (5,6,7). Por último, con respecto a los desencadenantes, se describen algunos típicos, tales como el ejercicio, cambios en el patrón de sueño, ayuno, deshidratación, ciertos alimentos (ej: glutamato monosódico, chocolate, queso) e influencias hormonales (ej: periodo perimenstrual)(5), pero siempre debe recordarse que cada paciente tiene los propios (como la cerveza y los perfumes amaderados en el caso de nuestra paciente), que debe aprender a reconocer para así evitarlos.

Además de las previamente mencionadas existen otras cefaleas primarias que deben tenerse en cuenta en el diagnóstico diferencial, dentro de las cuales destacan la migraña hemipléjica familiar (MHF) y las cefaleas trigeminoautonómicas (CTA). La primera corresponde a una patología de herencia autosómica dominante caracterizada por la presencia de auras que combinan debilidad motora (de ahí su nombre) y síntomas visuales, sensitivos o afásicos, por lo que fácilmente puede ser confundida con patología vascular o epiléptica (3,7). Mientras que por otro lado las CTA corresponden a un grupo de entidades en las que el dolor sigue una clara distribución trigeminal unilateral y va asociado a un cortejo de síntomas disautonómicos ipsilaterales, entre los que se cuentan: sudoración facial, miosis, hiperemia conjuntival, ptosis y/o edema palpebral, siendo la presencia de epífora intensa y congestión nasal elementos centrales (3,7,8).

Dentro de las CTA, la más usual corresponde a la cefalea en racimos (CR) que, al contrario de la migraña, es más común en hombres con una frecuencia de 3-5:1 (7,8). Semiológicamente, se caracteriza por crisis de dolor unilateral muy intenso, en general sin aura, con frecuencias que varían entre 1-8 episodios diarios de 15-180 minutos de duración, agrupados en "racimos" que duran semanas o meses. En estos casos el dolor es referido en la región orbitaria, temporal o supraorbitaria, y es de carácter pulsátil o taladrante.

Algunos rasgos que permiten diferenciarlo de la migraña son el aspecto inquieto y agitado del paciente mientras dura la crisis y su excelente respuesta a la oxigenoterapia (3,7,8). Dado que el manejo es distinto, su reconocimiento es fundamental.

Otras CTA, menos comunes, corresponden a la cefalea hemicránea paroxística, hemicránea continua y el SUNCT (del inglés "cefalea unilateral neuralgiforme, de corta duración, con inyección conjuntival y lagrimeo"). En la primera el dolor es más corto (2-30 minutos), pero más intenso, con 5 o más ataques diarios que se mantienen por un periodo de 2-20 semanas, mientras que en la segunda el dolor es de menor intensidad, pero se mantiene constante; ambas comparten una excelente respuesta a la Indometacina oral, lo que las distingue. Por otro lado, el SUNCT se caracteriza por presentarse con dolor aún más breve (de 1 a 4 segundos), ubicado en el ojo o la región periorbitaria, de intensidad moderada a muy intensa, con una frecuencia que va desde 1-30 episodios por hora (3,7,8).

Con respecto al diagnóstico, para todas las cefaleas primarias existen criterios estandarizados, que en particular para migraña se señalan en Tablas 1 y 2 (3), no requiriendo mayor estudio a menos que existan signos de alarma (para mayores detalles remitirse al caso 1 "cefalea con signos de alarma" de este libro). En el caso particular de la migraña se debe considerar que, si el dolor es persistentemente unilateral, el aura no es visual o sensitiva, su duración es mayor a una hora o esta se superpone al dolor, se debería obtener una neuroimagen (7). Con respecto a esto último, y en orden de complejidad, un TC de cerebro no debería revelar hallazgos de importancia, logrando descartar hemorragias o procesos expansivos, mientras que un angioTC permitiría viualizar aneurismas, malformaciones arteriovenosas o trombosis de senos venosos. Por otro lado, en la RM de encéfalo de un paciente migrañoso, tal como en nuestra paciente, se podrían apreciar como hallazgo, lesiones subcorticales hiperintensas en las secuencias T2/FLAIR, que se reportan entre un 4-59% de los casos (9).

Tabla 1. Criterios diagnósticos de migraña con aura.

A. Al menos cinco crisis que cumplen los criterios B y C.
B. Uno o más de los siguientes síntomas de aura completamente reversibles: 1. Visuales. 2. Sensitivos. 3. De habla o lenguaje. 4. Motores. 5. Troncoencefálicos. 6. Retinianos.
C. Al menos tres de las siguientes características: 1. Propagación gradual de al menos uno de los síntomas de aura durante un periodo mayor o igual a 5 minutos. 2. Se suceden dos o más síntomas de aura. 3. Cada síntoma de aura tiene una duración de 5-60 minutos. 4. Al menos uno de los síntomas de aura es unilateral. 5. Al menos uno de los síntomas de aura es positivo. 6. El aura está acompañada de o le sucede en los siguientes 60 minutos a la cefalea.
D. No atribuible a otro diagnóstico de la ICHD-III.

Adaptada de: III edición de la Clasificación Internacional de las Cefaleas. *Cephalalgia*. 2018; 38 (1): 1-211.

Tabla 2. Criterios diagnósticos de migraña sin aura.

A. Al menos cinco crisis que cumplen los criterios B-D.
B. Episodios de cefalea de 4-72 horas de duración (no tratados o tratados sin éxito).
C. La cefalea presenta al menos dos de las siguientes cuatro características: 1. Localización unilateral. 2. Carácter pulsátil. 3. Dolor de intensidad moderada o grave. 4. Empeora con o impide llevar a cabo la actividad física habitual (por ejemplo, caminar o subir escaleras).
D. Al menos uno de los siguientes síntomas durante la cefalea: 1. Náuseas y/o vómitos. 2. Fotofobia y fonofobia.
E. No atribuible a otro diagnóstico de la ICHD-III.

Adaptada de: III edición de la Clasificación Internacional de las Cefaleas. *Cephalalgia*. 2018; 38 (1): 1-211.

En relación con el tratamiento, en el manejo de toda migraña se deben incluir medidas no farmacológicas y farmacológicas. Dentro de las primeras cobra vital importancia el ejercicio regular y la confección de un calendario de cefalea, en el que se consignen la frecuencia de las crisis, desencadenantes, síntomas acompañantes y respuesta al tratamiento usado; mientras que durante la crisis puede ayudar el uso de medios físicos fríos, bajar la intensidad de la iluminacion del entorno o uso de antifaz como bloqueador de luz. En cuanto al tratamiento farmacológico, si el dolor es leve a moderado, se recomienda el uso de analgésicos comunes y antinflamatorios no esteroidales (AINES) acompañados de un antiemético, por ejemplo Metoclopramida; mientras que si el dolor es severo se pueden usar Triptanos.

Estas medidas idealmente deben realizarse al inicio del dolor, ya que la respuesta es menor a medida que la crisis avanza. Como precaución, se debe recordar que el uso de Triptanos y Ergotamínicos puede generar tolerancia y dependencia y está contraindicado en pacientes con hipertensión arterial, coronariopatías y vasculopatías, así como su uso concomitante con fármacos serotoninérgicos por el riesgo de síndrome serotoninérgico (2,10).

En cuadros de migraña crónica (> 15 episodios cefalea al mes, por más de 3 meses, de los cuales al menos 8 son migraña) (3); si la cefalea genera discapacidad importante más de 3 veces al mes, si los episodios son de larga duración o existe mala respuesta al tratamiento agudo se recomienda el uso de profilaxis, destacando el uso diario de Amitriptilina, Propanolol, Ácido Valproico y Topiramato, entre otros (2,10).

Mención aparte merece el estatus migrañoso, presentado en una ocasión por la paciente y que motivó a su estudio con RM, definido como todo cuadro de migraña de >72 horas de duración, donde es perentorio descartar cefaleas secundarias y cuyo manejo requiere un protocolo diferente (3,10).

En resumen, nuestro caso clínico se trata de una paciente joven, con antecedentes familiares de migraña, que presenta un cuadro típico migrañoso, con síntomas prodrómicos, aura y semiología concordante, muy bien identificados por ella misma, lo que no es típico en la práctica clínica habitual y probablemente esté influenciado por su profesión y capacidad de atención. Si bien la presencia de miosis podría haber llevado a la confusión con una CTA, la ausencia de epífora y congestión nasal marcaron la diferencia, ya que son elementos centrales de estas. Dada la intensidad del dolor y su frecuencia, se decidió manejo de la crisis con AINES y Triptanos, además de tratamiento profiláctico con Topiramato, ante lo que hubo una respuesta favorable, evidenciada en su calendario de cefalea.

Referencias

1. Younger DS. Epidemiology of Migraine. *Neurol Clin* 2016; 34(4): 849-861.
2. Dodick DW. Migraine. *Lancet* 2018; 391 (10127): 1315-1330.
3. Comité de clasificación de la cefalea de la Sociedad Internacional de Cefaleas (IHS). III edición de la Clasificación internacional de las cefaleas. *Cephalalgia* 2018; 38 (1): 1-211.
4. Burch RC, Buse DC, Lipton RB. Migraine: Epidemiology, Burden, and Comorbidity. *Neurol Clin* 2019; 37(4): 631-649.
5. Laínez J, Pascual J, Velasco F, Zarranz J. Cefaleas y algias craneofaciales. En: Zarranz J, Editor. *Neurología* 6ª edición. Barcelona, España: Editorial Elsevier; 2018. pp. 125-54.

6. Goadsby PJ, Holland PR. An Update: Pathophysiology of Migraine. *Neurol Clin* 2019; 37(4): 651-671.
7. Foroozan R, Cutrer FM. Transient Neurologic Dysfunction in Migraine. *Neurol Clin* 2019; 37(4): 673-694.
8. Burish MJ, Rozen TD. Trigeminal Autonomic Cephalalgias. *Neurol Clin* 2019; 37(4): 847-869.
9. Bashir A, Lipton RB, Ashina S, Ashina M. Migraine and structural changes in the brain: a systematic review and meta-analysis. *Neurology* 2013; 81(14): 1260-8.
10. Friedman BW. Migraine in the Emergency Department. *Neurol Clin* 2019, 37(4): 743-752.

Caso 3
Cefalea progresiva

Manuel Alvarado Pastenes

I. Historia

a. En quién ocurre la enfermedad

Mujer de 43 años, separada, vive con sus padres y 2 hijos, escolaridad básica incompleta, trabaja como asesora del hogar, jefa de familia. Autovalente en su totalidad.

b. Factores de riesgo personales

Enfermedad bipolar diagnosticada hace un año, en control y tratamiento por psiquiatra.

No se sabe de enfermedades neurológicas personales ni familiares.

Medicamentos: Carbonato de litio 300 mg al día, Clonazepam 1 mg cada 12 horas y Quetiapina 100 mg en la noche. Uso de anticonceptivos inyectables con estrógenos y progesterona. Tabaquismo documentado de al menos 20 cigarrillos al día, hace por lo menos 5 años. Alergia a Ibuprofeno.

c. Situación de consulta

Paciente consulta en forma espontánea en servicio de urgencia del Hospital Barros Luco Trudeau, por cefalea persistente. Paciente acude sola desde su trabajo y aporta historia clínica.

d. Cuadro clínico

Primera parte

Paciente con historia de cefalea desde su juventud, con episodios distantes, cada 4 o 6 meses, con dolor pulsátil, fotofobia, fonofobia, duración de máximo 2 días y que ceden con uso de analgésicos habituales. Nunca le preocupó mucho, pues lo atribuía a pasar "rabia" o a exposición a lugares calurosos. Hace 3 meses nota cefalea que se instala en un par de días, inicialmente pulsátil, hemicránea alternante, intensa, que le dificulta realizar sus tareas de asesora del hogar. Nota que con exposición hacia ambientes luminosos se exacerba, por lo que los evita. La cefalea se mantiene el resto de la semana y si bien cede parcialmente a analgésicos como paracetamol, no desaparece. Ante la falta de respuesta utiliza ergotamínicos recomendados por su entorno familiar y nuevamente, si bien en los primeros días cede, reaparece y con los días incluso aumenta intensidad y pasa de ser pulsátil a ser sordo, permanente, holocráneo. En la última semana el dolor le impide realizar en forma normal sus actividades, aumentando especialmente al realizar esfuerzos físicos y nota que al incorporarse ve borroso y pierde la visión por segundos, lo que la angustia de sobremanera. Consulta en urgencia directamente desde su trabajo, pues refiere le es imposible soportar el dolor.

e. Examen físico

Signos vitales

Presión arterial: 130/80.
Pulso: 86 latidos por minuto.
Temperatura 36 grados Celsius.
Saturación de O2 ambiental: 94%.

Examen físico general

Obesidad, 1.60 metro de estatura, 79 kilos de peso. IMC 30,9.
Mucosas rosadas, bien hidratadas.
Cabeza: sin alteraciones.
Cuello: sin aumento de volumen, sin soplos carotídeos.
Examen cardiopulmonar dentro de lo normal.
Examen abdominal sin hallazgos patológicos.
Extremidades con pulsos presentes y sin signos ni estigmas de trombosis venosa.
Sin alteraciones en piel o mucosas.

Examen neurológico

Nivel de conciencia y funciones cognitivas: Paciente en vigilia, atenta, aunque intranquila, con quejas de dolor permanente durante examen. Praxias y gnosias conservadas, funciones ejecutivas y juicio conservado.
Lenguaje: conservado.
Pares craneales: Campo visual indemne a la confrontación. Destaca fondo de ojo con edema de papila bilateral, bordes borrados y ausencia de pulso venoso bilateral, sin hemorragias ni exudados. Pupilas reactivas, convergencia conservada. Resto pares craneales conservados.
Motor y Sensitivo: indemne.

Cerebelo: sin alteraciones.
Marcha normal.
Signos meníngeos negativos.

f. Exámenes clínicos complementarios

Los principales exámenes de laboratorio generales se presentan en la Tabla 1.

Tabla 1. Exámenes de laboratorio generales.

Hematocrito	41,4%
Hemoglobina	14,4 gr/dL
Leucocitos	9.740 células/mm cúbico
Plaquetas	207.000 células/mm cúbico
VHS	8
Perfil bioquímico	Normal
Pruebas de coagulación	Normales
Electrolitos Plasmáticos	Normales

g. Diagnósticos de ingreso

SINDROMÁTICO

Síndrome de hipertensión endocraneal.

TOPOGRÁFICO

Complejo Venoso Cerebral/ Sistema Ventricular.

ETIOLÓGICO

Sospecha de trombosis venosa cerebral vs pseudotumor cerebri.

h. Exámenes complementarios específicos

Se realiza tomografía computada (TC) de encéfalo sin contraste, la cual resulta sin hallazgos patológicos. Frente a la sospecha clínica de trombosis venosa cerebral, se realiza AngioTC encéfalo que evidencia disminución de calibre de seno transverso izquierdo, con sospecha de hipoplasia vs trombosis de seno.

i. *Cuadro clínico*

SEGUNDA PARTE

Paciente es trasladada a sala de neurología a las 6 horas posterior a su ingreso en el servicio de urgencia, persistiendo con cefalea holocránea, fotofobia y fotopsias, con un episodio de vómito explosivo, aunque siempre en vigilia, atenta y cooperadora. Se realiza resonancia magnética (RM) de encéfalo que confirma hipoplasia en seno transverso izquierdo con parénquima normal, y destacando nervios ópticos tortuosos. Se solicita campimetría de Goldmann que evidencia escotoma cecocentral (escotoma central que se une a la mancha ciega). Se realiza punción lumbar a las 24 horas de ingreso, por sospecha de pseudotumor cerebri, la cual se realiza sin incidentes, con parámetros fisicoquímicos normales y destacando una presión de apertura de 29 cm de agua. Resultado de examen de líquido cefalorraquídeo (LCR) se presenta en Tabla 2.

Tabla 2. Examen citoquímico del LCR.

	Análisis LCR (caso clínico)	Análisis LCR (normal)
Aspecto	Claro (aguda de roca)	Claro (agua de roca)
Leucocitos	0	0 – 5 (100% mononucleares)
Glucorraquia	0,5 mg/dl (glicemia 90 mg/dl)	0,4 – 0,7 mg/dl (65 – 80% glicemia)
Proteinorraquia	0,4 mg/dl	0,15 – 0,5 mg/dl
Presión	29 cm H_2O	5 – 18 cm H_2O

Se inicia terapia con Acetazolamida 250 mg cada 6 horas, con regresión paulatina de cefalea y de sintomatología visual, siendo dada de alta a los 3 días de ingreso, con indicación de fármacos y de baja de peso, con controles en policlínico de neurología.

II. Comentario del caso

La cefalea es una causa importante de consulta, tanto en la urgencia como en el policlínico, para el médico general como para el especialista, lo que hace necesaria su sistematización en cuanto a su enfrentamiento (1, 2). Dentro del análisis de cuadros clínicos graves que pueden provocar cefalea se encuentra el aumento de la presión intracraneal (PIC), y que puede ser reflejo de múltiples patologías subyacentes.

Las patologías que pueden provocar un aumento de la PIC pueden ser en primer caso las lesiones focales, en las que destacan tumores cerebrales, abscesos, hemorragia cerebral o, por otro lado, causas secundarias a aumentos difusos de PIC: hidrocefalia, trombosis venosa cerebral, pseudotumor cerebri y meningitis crónicas, entre otras. En el primer grupo se encuentra una focalidad previa o concomitante al cuadro de hipertensión endocraneal; en el segundo grupo se presenta sin focalidad y corresponde a la forma clínica de cefalea, vómitos explosivos y edema de papila (3). La clínica también depende de la rapidez de instalación, pudiendo ser una cefalea insidiosa, persistente, progresiva como la de nuestra paciente, así como un cuadro de compromiso de conciencia rápido, inclusive asociado a convulsiones. Si se sobrepasa la capacidad homeostática de los distintos componentes intracraneales, se producen herniaciones cerebrales, siendo las más frecuentes las herniaciones uncal, subfalcial, cerebelosa o transtentorial, dependiendo del mecanismo y ubicación anatómica de la noxa primaria (3).

Puntualmente en el presente caso, corresponde a una paciente de sexo femenino, joven, donde destaca en los antecedentes una migraña no tratada, obesidad y el uso de anticonceptivos inyectables cada tres meses. Dentro de la anamnesis es importante destacar el cambio de intensidad (con escasa respuesta a analgésicos) y de perfil de la cefalea, asociado a la alteración significativa en actividades cotidianas. En el examen se objetiva edema de papila bilateral, con borramiento de surcos y ausencia de pulso venoso, lo que denota un cuadro subyacente de ya varios días de evolución, pues en general, para producir compromiso en los discos ópticos, la hipertensión intracraneal debe ser persistente. Los síntomas como fotofobia, los vómitos explosivos y las pérdidas de visión transitorias pueden explicarse por aumentos breves de la PIC.

En lo referido a las imágenes, la TC de encéfalo sin contraste resulta normal, lo que sugiere que no existe una lesión estructural focal que explique el cuadro. De todas formas, cabe destacar que la TC, si bien es una herramienta inicial útil en el servicio de urgencia, tiene falsos negativos, por ejemplo, en trombosis venosa cerebral, que obligan a insistir en exámenes complementarios (4,5). En nuestro caso, se realiza angioTC de cerebro, tomando en cuenta que es una paciente con factores de riesgo para trombosis venosa, que evidencia una imagen dudosa en seno transverso izquierdo.

Se debe mencionar que la variabilidad venosa cerebral es mayor que la arterial, siendo un hallazgo común las hipoplasias, ausencia de senos o granulaciones aracnoidales, que pueden provocar confusión en el diagnóstico (4,5). Se realizó una RM de encéfalo que no muestra lesiones en parénquima y ausencia de trombosis venosa, destacando los nervios ópticos tortuosos.

Entonces, tomando en cuenta la obesidad de la paciente, cursando clínicamente con un cuadro de hipertensión endocraneal, sin lesión focal que lo explique, además de descartar trombosis venosa, se sospecha pseudotumor cerebri, programando una punción lumbar que descarta cuadros meníngeos infecciosos e inflamatorios y confirma una presión de apertura elevada de 29 cm de agua.

El cuadro de pseudotumor cerebri es una patología relativamente poco frecuente subdiagnosticada y que requiere un alto grado de sospecha. Los criterios diagnósticos incluyen la clínica, las imágenes y es fundamental la medición de presión de apertura del LCR (6) (ver Tabla 3).

Tabla 3. Criterios diagnósticos (6).

Criterios de Friedmann para diagnóstico de Pseudotumor Cerebri (2013)
• Diagnóstico definitivo requiere cumplir ítems A-E. • Diagnóstico probable si cumple A-D, pero no cumple con la presión de apertura.
A. Papiledema.
B. Examen neurológico normal, salvo alteración de pares craneales.
C. Resonancia de cerebro con parénquima normal, sin lesiones focales, hidrocefalia o captación de gadolinio para pacientes clásicos (obesidad, mujeres). Resonancia normal con venografía normal para pacientes sin factores de riesgo. Si no se puede realizar RM, realizar TC con contraste.
D. Composición normal de líquido cefalorraquídeo.
E. Presión de apertura elevada, sobre 250 mm de agua.
• Diagnóstico de Pseudotumor Cerebri sin presencia de papiledema
• En la ausencia de papiledema se realiza diagnostico si se cumple B-E y se agrega alteración de sexto par unilateral o bilateral.
• En ausencia de papiledema o parálisis de sexto par, diagnóstico de Pseudotumor Cerebri puede ser sugerido, pero no hecho, si se cumple B-E y se cumplen al menos 3 de los siguientes hallazgos en imagenología:
I. Silla turca vacía.
II. Aplanamiento de globos oculares.
III. Distensión de espacio subaracnoideo perióptico con o sin nervios ópticos tortuosos.
IV. Estenosis seno venoso transverso.

Epidemiológicamente, se presenta mayormente en mujeres con obesidad y gran parte de las veces no se logra demostrar una lesión estructural que explique el cuadro, siendo una de las teorías de su patogenia los trastornos en la reabsorción de líquido cefalorraquídeo. La imagenología busca descartar causas estructurales de aumento de PIC, encontrándose ciertos hallazgos sugerentes en la resonancia de cerebro (7,8). En forma excepcional se asocia a fístulas durales en casos de evolución tórpida (9). La punción lumbar debe confirmar el aumento de presión de apertura y un líquido cefalorraquídeo normal, siendo paradigmática su realización, pues se trata de un contexto de aumento de PIC, donde en otras condiciones estaría contraindicada.

El tratamiento usualmente es médico, principalmente con uso de diuréticos como Acetazolamida, que inhibe la anhidrasa carbónica y reduce la producción de líquido cefalorraquídeo. Además, se le debe indicar al paciente que debe bajar su IMC en forma agresiva, incluso contemplándose en algunos casos la cirugía bariátrica (7,10). Es fundamental la instauración del tratamiento para evitar pérdidas de visión irreparables, siendo eventualmente necesario el tratamiento quirúrgico, considerando la fenestración del nervio óptico y la derivación ventriculoperitoneal o lumboperitoneal (7).

A modo de resumen, en casos de cefalea progresiva y ante un cuadro sugerente es fundamental tener un alto grado de sospecha de un síndrome de hipertensión endocraneal; el estudio debe incluir la realización de imágenes, consideración de factores de riesgo personales del paciente, y en el caso de pseudotumor cerebri medición de la PIC.

Referencias

1. Lavados PM, Gómez V, Sawada M, Chomalí M, Álvarez M. Diagnósticos neurológicos en la atención primaria de salud en Santiago, Chile. *Rev Neurol* 2003; 36(6): 518-22.
2. Soto Á, Morales G, Vega C, Echeverría G, Colinas MB, Canales P *et al.* Tiempos de atención de urgencias neurológicas en un hospital regional de alta complejidad. *Rev Med Chile* 2018; 146 (7): 885-889.
3. Varela-Hernández A, Cerrón-Rojas V, Herrera O, Infante J, García-Calzada J, Casares F, *et al.* Hipertensión endocraneal. *Rev Neurol* 2002; 34 (12): 1152-1161
4. Ferro JM, Bousser MG, Canhão P, Coutinho JM, Crassard I, Dentali F *et al.* European Stroke Organization guideline for the diagnosis and treatment of cerebral venous thrombosis–endorsed by the European Academy of Neurology. *Eur J Neurol* 2017; 24(10): 1203-1213.
5. Hirsch M, Torres A. Trombosis venosa intracraneal: signos imagenológicos y errores frecuentes. *Rev Chil Radiol* 2010; 16(4): 175-187.
6. Friedman DI, Liu GT, Digre KB. Revised diagnostic criteria for the pseudotumor cerebri syndrome in adults and children. *Neurology* 2013; 81(13): 1159-65.
7. Friedman DI. The pseudotumor cerebri syndrome. *Neurol Clin.* 2014; 32(2): 363-96.
8. Degnan AJ, Levy LM. Pseudotumor cerebri: brief review of clinical syndrome and imaging findings. *Am J Neuroradiol* 2011; 32(11): 1986-93.
9. Pülhorn H, Chandran A, Nahser H, Wilby MJ, McMahon C. Intracranial Hypertension Secondary to Cervical Dural Arteriovenous Fistula. *Asian J Neurosurg* 2018; 13(3): 854-857.
10. Sugerman HJ, Felton WL 3rd, Sismanis A, Kellum JM, DeMaria EJ, Sugerman EL. Gastric surgery for pseudotumor cerebri associated with severe obesity. *Ann Surg* 1999; 229(5): 634-40.

Caso 4
Dolor facial

Luis Rodrigo Aracena Conte

I. Historia

a. En quién ocurre la enfermedad

Mujer de 75 años, dueña de casa, viuda, 3 hijos, autovalente.

b. Factores de riesgo personales

Portadora de Diabetes Mellitus tipo 2 tratada con dieta y Metformina 850 mg dos veces al día, oscila entre buen y regular control metabólico. No reconoce consumo de tabaco ni drogas ilícitas. Consume alcohol en forma social. Sin antecedentes de alergias de ningún tipo.

c. Situación de consulta

Derivada desde atención primaria al policlínico de Neurología, Hospital Barros Luco Trudeau.

d. Cuadro clínico

Primera parte

Consulta por episodios de dolor facial recurrentes (al menos 5 veces al día), y desde hace 6 meses, distribuido en la piel en zona de la mejilla, área dorso nasal y labio superior izquierdo. El dolor lo describe como urente y sensación "taladrante" en la zona afectada, el cual se inicia de manera súbita, dura menos de un minuto y le deja una sensación dolorosa poco definida de una hora de duración. Lo refiere de evolución progresiva en cuanto a la frecuencia de presentación y se gatilla por situaciones como cepillarse los dientes, masticar, beber o realizar aseo de la cara. No se acompaña de síntomas oculares, sensación de congestión nasal y tampoco se irradia a la frente, a la cara contralateral ni a la cabeza.

Interrogada en forma dirigida niega la existencia de episodios de vértigo, diplopía, sensación de debilidad facial, disgeusia y disfagia.

e. Examen físico

Signos vitales

Presión arterial: 130/85.
Pulso: 78 lpm.
Temperatura: 36.8°C.

Examen físico general

En buenas condiciones generales, obesa.
Cabeza y cuello: sin alteraciones.
Corazón: RR2T sin soplos.
Tórax: murmullo pulmonar presente, sin ruidos agregados.
Abdomen: blando, indoloro, sin masas ni visceromegalias.
Extremidades: sin lesiones.

Examen neurológico

Vigilia espontánea, atenta, orientada temporal, espacial y situacionalmente.
Sin alteraciones en lenguaje, memoria ni otras funciones superiores.
Pares craneales: Se encuentra punto de gatillo, que reproduce el dolor por presión, a nivel del dorso nasal izquierdo. Sin alteración de reflejo corneal ipsilateral ni contralateral. Resto de pares craneales normales.
Motor, cerebelo y marcha normal, trofismo, fuerza, tono y reflejos osteotendíneos normales, reflejos plantares flexores. Metría, sinergia y diadococinesia conservadas.
Sensibilidad: sin déficit en ninguna de las modalidades.
Sin signos de irritación meníngea ni radicular.

f. Diagnósticos de ingreso

Sindromático

Dolor facial izquierdo.

Topográfico

Nervio Trigémino izquierdo (segunda rama).

Etiológico

Neuralgia trigeminal izquierda idiopática.

Se plantea el diagnóstico de neuralgia trigeminal esencial izquierda, de distribución en segunda rama. El plan de manejo fue:

- Carbamazepina para llegar a una dosis de 200 mg tres veces al día. Para fines de tolerancia se inicia titulación de forma progresiva con 100 mg en la noche.
- Control en un mes con resonancia magnética (RM) de encéfalo con gadolinio y exámenes de laboratorio consistentes en hemograma con VHS, glicemia, pruebas de función hepática y perfil lipídico.

g. Exámenes complementarios

- Exámenes de laboratorio: dentro de límites normales, excepto por glicemia 145 mg/dl, colesterol total de 260 mg/dl y LDL de 120 mg/dl
- RM encéfalo: muestra lesiones de sustancia blanca bihemisférica de aspecto microangiopático, en particular sin alteraciones en tronco ni trayecto trigeminal.

h. Cuadro clínico

SEGUNDA PARTE

Desde el punto de vista clínico presentó una evolución favorable con reducción de los paroxismos de dolor en aproximadamente un 70% en cuanto a frecuencia e intensidad. No refirió problemas de tolerancia a la Carbamazepina.

Se indicó:

- Mantener Carbamazepina 200 mg cada 8 horas.
- Aspirina 100 mg al día.
- Atorvastatina 20 mg al día.
- Control en 3 meses para definir alta.

II. Comentario del caso

El dolor facial (DF) es un trastorno recurrente o crónico localizado en la cara, definida como la parte de la cabeza limitada arriba por la línea del cabello, a lateral por la fijación frontal de la oreja y abajo por la mandíbula inferior tanto en su borde posterior como su parte horizontal inferior; incluye la cavidad oral, nasal, senos paranasales, articulación témporo-mandibular (ATM) y cavidad orbitaria (1).

Es una condición de frecuente presentación en la clínica habitual. Se estima que la prevalencia de DF crónico, entendido este como aquel con una duración mayor a seis meses, es de 10% en adultos y 50% en ancianos (2) .

El DF conceptualmente se puede clasificar según diversos criterios (3,4):

- Patología subyacente (maligno-no maligno).
- Curso temporal (agudo-crónico).

- Fisiopatología subyacente (neuropática, inflamatoria o idiopática).
- Localización percibida por el paciente (superficial-profundo).
- Estructura específica involucrada (ATM, sinusal, piel, etc.).
- Etiología subyacente (infección, tumor, etc.).

La Tabla 1 muestra diferentes causas de DF y su contexto clínico.

Tabla 1. Ejemplos de causas de dolor facial y su contexto clínico.

Entidad clínica	Tipo de dolor	Intervención y manejo
Disfunción ATM	Somático	Antidepresivos tricíclicos, manejo odontológico.
Neuralgia craneal	Neuropático	Manejo con drogas antiepilépticas, estudio imagenológico, ocasionalmente cirugía.
Sinusitis maxilar	Somático	Tratamiento antibiótico específico valoración de otorrinolaringólogo.
Cefaleas trigeminoautonómicas	Somático	Manejo abortivo y profiláctico por neurólogo.

De esta forma, el DF comprende condiciones heterogéneas con etiologías diferentes. Su enfrentamiento, en algunos casos, se centra en la estructura involucrada (disfunción de ATM), en otros, en la patología subyacente (sinusitis, dolor de origen dental, etc). En todas las causas, y en especial las de sospecha de origen neurológico, la caracterización del dolor y la signología asociada con frecuencia nos permitirán orientar su manejo (4,5). Una forma de enfrentamiento útil es determinar si tal descripción corresponde a alguno de los siguientes patrones (3,4,5):

- Neuralgia del trigémino.
- Dolor facial idiopático persistente (DFIP).
- Cefaleas trigeminoautonómicas.
- Disfunción de ATM.

La neuralgia trigeminal es un DF paroxístico muy intenso, descrito como descarga eléctrica de segundos de duración (menor a un minuto), a menudo desencadenado por estímulos sensoriales en zonas específicas de la cara (zonas de gatillo) y distribuido en el territorio de inervación de una o más ramas del nervio trigémino. Estímulos que lo pueden desencadenar son, por ejemplo, comer, lavarse los dientes, tocarse la cara o exponerla al aire frío. Se repite varias veces diariamente de forma irregular, pudiendo existir periodos libres de dolor de semanas o meses. Típicamente, la enfermedad tiende a la remisión espontánea con el tiempo, al menos inicialmente (6,7).

Sus principales características clínicas son:

- Afecta principalmente a pacientes sobre 50 años.
- Sin predilección por género.
- Incidencia anual estimada en 4 por 100.000 habitantes.
- Habitualmente esporádico.
- Compromiso más frecuente de segunda y tercera rama.

Respecto de su causa puede clasificarse como idiopática (sin causa estructural aparente, atribuyéndose a una posible compresión microvascular de la raíz del nervio en la entrada al tronco encefálico) (6,7,8), clásica (causada por la compresión vascular de la raíz del nervio trigémino en la entrada del tronco cerebral, resultando en cambios morfológicos de esta) y secundaria (causada por una enfermedad neurológica estructural, por ejemplo un tumor del ángulo pontocerebeloso). Las secundarias, por definición, son aquellas en las que se descubre una causa subyacente. Su clínica dominante son parestesias y disestesias, siendo el dolor un elemento más del cuadro. Además, usualmente se descubren signos deficitarios en la exploración neurológica, constituyéndose un cuadro de neuralgia atípica, el que a veces, al menos inicialmente, puede ser difícil de distinguir de la idiopática.

Con frecuencia se observan cuadros en que el DF es el síntoma principal con algunos atributos de NT, pero en los que se identifica una relación temporal con un procedimiento dental que ha funcionado como gatillante del problema. En otros casos también se han observado pacientes portadores de patología inflamatorio-desmielinizante y lesiones del tronco cerebral, donde la "NT atípica" es relevante pero se inserta en el contexto de otra signología neurológica agregada, como ataxia, disartria o disfagia. En el primer ejemplo señalado el manejo no difiere de la NT esencial, mientras que en el segundo son necesarios el tratamiento esteroidal parenteral y el estudio completo de la enfermedad subyacente. La Tabla 2 muestra las diferentes formas de expresión clínica que puede adoptar la NT, y señala otras neuralgias craneales de menor frecuencia.

Tabla 2. Diferentes formas de expresión clínica que puede adoptar la NT y señala otras neuralgias craneales.

Entidad	Forma de expresión clínica
Neuralgia trigeminal clásica	• Puramente paroxística. • Paroxística más dolor facial persistente.
Neuropatía trigeminal dolorosa	• Post herpética. • Postraumática. • Esclerosis múltiple. • Otras lesiones ocupantes de espacio.
Neuralgia glosofaríngea	Episodios recurrentes de dolor intenso en la base de la lengua, faringe, oído y amígdalas.
Neuropatía de oculomotores	Dolor ocular más oftalmoparesia (dependiendo del nervio afectado).

El manejo se basa en el uso de medicamentos para el control del dolor neuropático. En este sentido la Carbamazepina es el tratamiento de elección con respuesta aceptable en más del 60% en dosis de 600 a 800 mg al día. Los efectos secundarios frecuentes son la somnolencia, mareos, ataxia e intolerancia gastrointestinal, la que se minimiza iniciando el tratamiento con dosis mínimas y aumento paulatino. Otras alternativas de manejo son:

- Oxcarbazepina (derivado estructural de Carbamazepina) (600 a 1800 mg/día).
- Fenitoína (300 a 400 mg/día).
- Lamotrigina (400 mg/día).
- Baclofeno (30 a 80 mg/día).
- Gabapentina (900 a 1200 mg/día).
- Pregabalina (75 a 150 mg/día).

Respecto del tratamiento quirúrgico, incluye la descompresión microvascular o la destrucción del ganglio de Gasser. Se obtiene alivio sostenido del dolor en alrededor del 80% al año y del 70% a los 5 años. La tasa de mortalidad promedio es de 0,2% a 0,5% con morbilidad en un 4% de los pacientes (9). Existen también técnicas percutáneas sobre el ganglio de Gasser, como la termocoagulación por radiofrecuencia, compresión con globo y rizotomía percutánea con glicerina. El 90% experimenta alivio del dolor tras estos procedimientos, pero esta situación baja a alrededor del 50% a los 5 años (9,10).

Sobre el estudio imagenológico a realizar en el caso de NT, este es mandatorio en casos de pacientes menores de 50 años con compromiso de primera o segunda rama, forma de dolor no paroxístico, presentación bilateral y signologia neurológica asociada. El estudio a solicitar es una RM cerebral con medio de contraste.

En el caso que se llegue a la conclusión desde la partida que se trata de una NT esencial pudiese no ser necesario ningún estudio imagenológico inicial, pero cautelando un control clínico periódico.

Otra entidad de importancia a considerar en el diagnóstico diferencial es el dolor facial idiopático persistente (DFIP), el cual es un síndrome que se caracteriza por dolor facial continuo sin las características de una NT y que no puede ser atribuido a otras afecciones específicas. Ha recibido denominaciones como "dolor facial atípico", "dolor alveolar persistente crónico" u "odontalgia atípica". Su incidencia y prevalencia sería menos frecuente que la NT. Su prevalencia en la población general se estima que es de un 0,03% con incidencia de 4,4 casos por 100.000 pacientes/año. La ocurrencia es similar en todas las razas y géneros, siendo más frecuente en adultos en relación con los jóvenes (11,12).

Para su enfrentamiento clínico es útil determinar si existe patología dental que lo pueda explicar (caries, fracturas dentales, gingivitis o exposición de dentina).

Cuando el DFIP no se relaciona con patología dental evidente su origen puede provenir básicamente de dos vertientes: disfunción ATM o DFIP de origen neuropático. En este contexto, ejemplos representativos son:

- La neuralgia post-herpética (NPH), una complicación a largo plazo de la reactivación de una infección previa por herpes zoster.
- Síndrome de boca ardiente, caracterizado por una sensación quemante intraoral sin una etiología dental o médica que se caracteriza por sensación de sequedad bucal, parestesias y disgeusia. Se presenta durante la mayor parte del día. La mucosa oral es normal, siendo más común en mujeres de mediana edad y mayores, con tasas de prevalencia que van del 0,6 al 12,22%.
- Odontalgia atípica, que se refiere a un dolor continuo en los dientes o en un alvéolo dental después de la extracción en ausencia de una causa odontológica identificable.

Otras causas de DFIP pueden ser enfermedades sinusales, cefaleas trigémino-autonómicas y enfermedades de las glándulas salivales (básicamente sialoadenitis). La causa y mecanismo de producción del DFIP neuropático no está dilucidada, se provocaría por un daño, probablemente traumático, de ramas terminales del nervio trigémino que provoca una respuesta amplificada por factores propios del paciente o exógenos (13,14). Así, el DFIP se considera un continuo en que en algunos casos corresponde a un síndrome de dolor neuropático y, en otros, a un dolor idiopático con pocos o sin elementos de neuropatía.

Los criterios de clasificación para el dolor facial persistente idiopático son (11,12):

a) Dolor en la cara que se presenta a diario y persiste por todo o la mayor parte del día; debe además cumplir con los siguientes criterios.
b) Dolor confinado al inicio a un área limitada o un lado de la cara; es profundo y pobremente localizado.
c) No se asocia con pérdida sensorial u otros signos al examen físico.
d) La investigación debe incluir radiografías de la cara y mandíbula, y no demostrar alguna anormalidad relevante.

Los hechos y evolución clínica se resumen así:
- Inicio en el surco nasolabial o al lado de la barbilla.
- Diseminación a mandíbula superior, inferior o a un área más amplia en la cara o el cuello.
- Gatillado por la cirugía o daño en la cara o dentadura con persistencia posterior sin causa local demostrable.

La Figura 1 resume las posibles causas al enfrentar un paciente con DFIP.

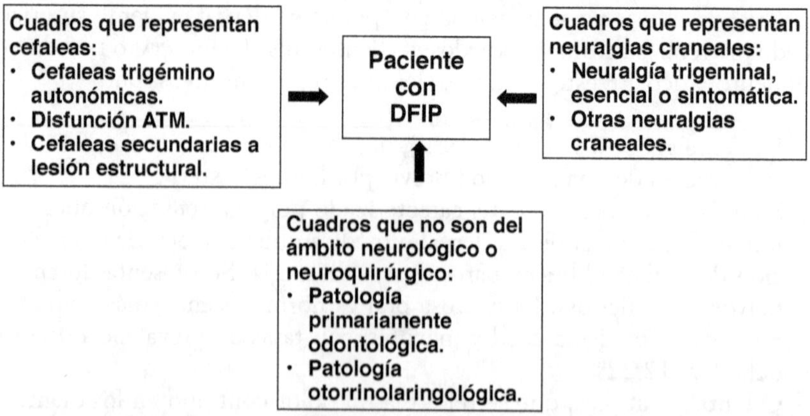

Figura 1: DFIP. Posibilidades de presentación y origen.

El DFIP se diferencia clínicamente de la NT en que esta última es de corta duración (segundos) y lancinante, como un choque eléctrico distribuido en un territorio específico del nervio, en tanto que el DFIP es quemante, con sensación dolorosa persistente de carácter opresivo o sordo sin distribución neural clara. La exploración física y neurológica es normal. Los puntos gatillo, encontrados usualmente en NT, están ausentes, aunque puede evocarse dolor a la palpación del agujero supra e infraorbital. Respecto del manejo, debe descartarse mediante la historia, exploración física y estudio de neuroimágenes, diagnósticos diferenciales tales como procesos expansivos de tronco-encéfalo o base de cráneo, disfunción de ATM y cefaleas trigeminoautonómicas.

El manejo del DFIP se puede dividir en farmacológico, no farmacológico e intervencional (15,16). Las alternativas de manejo farmacológico son menos efectivas que en NT y las dosis y tiempo de tratamiento están menos establecidos. Se pueden señalar: antidepresivos tricíclicos como Amitriptilina en dosis inicial de 25 mg por día; ante contraindicación o falta de efecto pueden utilizarse inhibidores selectivos de la recaptación de serotonina o noradrenalina (principalmente Fluoxetina y Venlafaxina). Existen también ensayos con Pregabalina, Lamotrigina y Gabapentina con buenos resultados. Además existe experiencia clínica amplia con uso de Fenitoína y Carbamazepina, las cuales pueden ser útiles cuando el cuadro es similar a una NT pero de presentación atípica. La principal medida no farmacológica es la terapia cognitivoconductual, cuya asociación al fármaco sería más útil que este aisladamente. Otros enfoques incluyen uso de hipnosis, cannabinoides y acupuntura (17,18,19).

El manejo intervencional incluye uso de pulsos de radiofrecuencia sobre el ganglio esfenopalatino. Dentro de los tratamientos quirúrgicos destacan la sección del nervio infraorbital, maxilar o el ganglio esfenopalatino o la nucleotomía estereotáctica de la entrada de la raíz del trigémino. Otras intervenciones pueden ser implantes de estimuladores nerviosos periféricos y administración de toxina botulínica.

Referencias

1. Zakrzewska JM, Jensen TS. History of facial pain diagnosis. *Cephalalgia* 2017; 37(7): 604-608.
2. Shinal RM, Fillingim RB. Overview of orofacial pain: epidemiology and gender differences in orofacial pain. *Dent Clin North Am* 2007; 51(1): 1-18.
3. Tenhamm E, Kuhn M. Síndrome de dolor facial. *Rev. Med. Clin. Condes* 2014, 25 (4): 658-663.
4. Weiss AL, Ehrhardt KP, Tolba R. Atypical Facial Pain: a Comprehensive, Evidence-Based Review. *Curr Pain Headache Rep* 2017 21(2): 8.
5. Boto GR. [Trigeminal neuralgia]. *Neurocirugía* (Astur) 2010; 21(5): 361-72.
6. Maarbjerg S, Di Stefano G, Bendtsen L, Cruccu G. Trigeminal neuralgia - diagnosis and treatment. *Cephalalgia* 2017; 37(7): 648-657.
7. Tepper SJ. Cranial Neuralgias. *Continuum* (Minneap Minn) 2018; 24(4): 1157-1178.
8. Cruccu G, Gronseth G, Alksne J, Argoff C, Brainin M, Burchiel K, *et al.* AANE-FNS guidelines on trigeminal neuralgia management. *Eur J Neurol* 2008; 15(10): 1013-28.
9. Gronseth G, Cruccu G, Alksne J, Argoff C, Brainin M, Burchiel K, *et al.* Practice parameter: the diagnostic evaluation and treatment of trigeminal neuralgia (an evidence-based review): report of the Quality Standards Subcommittee of the American Academy of Neurology and the European Federation of Neurological Societies. *Neurology* 2008; 71(15): 1183-90.
10. Bajwa ZH, Smith SS, Khawaja SN, Scrivani SJ. Cranial Neuralgias. *Oral Maxillofac Surg Clin North Am* 2016; 28(3): 351-70.
11. Headache Classification Committee of the International Headache Society (IHS). *The International Classification of Headache Disorders*, 3rd edition (beta version). *Cephalalgia* 2013: 33(9): 629-808.
12. Forssell H, Jääskeläinen S, List T, Svensson P, Baad-Hansen L. An update on pathophysiological mechanisms related to idiopathic orofacial pain conditions with implications for management. *J Oral Rehabil* 2015; 42(4): 300-22.
13. Jääskeläinen SK, Forssell H, Tenovuo O. Electrophysiological testing of the trigeminofacial system: aid in the diagnosis of atypical facial pain. *Pain* 1999; 80(1-2): 191-200.
14. Lang E, Kaltenhäuser M, Seidler S, Mattenklodt P, Neundörfer B. Persistent idiopathic facial pain exists independent of somatosensory input from the painful region: findings from quantitative sensory functions and somatotopy of the primary somatosensory cortex. *Pain* 2005; 118(1-2): 80-91.
15. Cornelissen P, Van Kleef M, Mekhail N, Day M, Van Zundert J. Evidence-based interventional pain medicine according to clinical diagnoses. 3. Persistent idiopathic facial pain. *Pain Pract* 2009; 9(6): 443-8.
16. Forssell H, Tasmuth T, Tenovuo O, Hampf G, Kalso E. Venlafaxine in the treatment of atypical facial pain: a randomized controlled trial. *J Orofac Pain* 2004; 18(2): 131-7.

17. Zakrzewska JM. Multi-dimensionality of chronic pain of the oral cavity and face. *J Headache Pain* 2013; 14: 37.
18. Harrison S, Glover L, Maslin L, Feinmann C, Pearce S, Harris M. A comparison of antidepressant medication alone and in conjunction with cognitive behavioural therapy for chronic idiopathic facial pain. En: Jensen G, Turner JA, Weisenfeld-Hallin Z, editors. *Proceedings of the 8th World Congress on Pain: progress in pain research and management*, vol. 8. Seattle: IASP Press; 1997. p. 663-72.
19. Abrahamsen R, Baad-Hansen L, Svensson P. Hypnosis in the management of persistent idiopathic orofacial pain–clinical and psychosocial findings. *Pain* 2008; 136(1-2): 44-52.

Caso 5
Dolor neuropático de extremidad superior

Felipe Jurado-Díaz

I. Historia

a. En quién ocurre la enfermedad

Mujer de 58 años, diestra, viuda, vive sola, tiene un hijo sano de 35 años. Escolaridad básica completa, trabaja como artesana bordadora. Autovalente en actividades básicas e instrumentales de la vida diaria.

b. Factores de riesgo personales

Antecedentes de hipertensión arterial crónica (HTA) diagnosticada hace 7 años, en tratamiento y control regular, bien compensada. Sin otros antecedentes personales conocidos. Al indagar dirigidamente, se ha descartado diabetes mellitus insulinorresistencia, hipotiroidismo y afección de la función renal, y no hay evidencias de enfermedades de la esfera inmunológica, dolor crónico, fibromialgia, antecedentes de patología psiquiátrica, neuropatías ni cuadros radiculares previos. No hay antecedentes de traumas relevantes.

Ambos padres presentaron HTA, y ambos fallecieron de un infarto agudo al miocardio a edad avanzada. Tiene 9 hermanos, 7 de ellos con HTA. No hay otros antecedentes relevantes en la familia. No hay antecedentes conocidos de enfermedades neuromusculares ni familiares cercanos que hayan requerido uso de bastones, sillas de rueda, o algun otro tipo de ortesis o ayuda técnica. No hay historia en la familia de muertes precoces ni malformaciones.

Es usuaria de Losartán 50 mg/día. No toma ningún otro fármaco. No fuma, no bebe alcohol ni consume drogas. No sufre de alergias a fármacos, alimentos u otras sustancias.

c. Factores de riesgo comunitarios y ambientales circunstanciales

Como único factor de riesgo ambiental podría mencionarse su ocupación como bordadora, con uso diario y continuo de sus manos con reiterada flexoextensión de las muñecas.

d. Situación de consulta

La paciente consulta espontáneamente en el Centro de Atención Primaria de Salud (APS) de su sector, en donde es evaluada por médico de familia, quien posteriormente la deriva al servicio de neurología del hospital de referencia, a donde acude sola, tres meses después de la derivación.

e. Cuadro clínico

Primera parte

Consulta en APS.

Consulta por un cuadro de 9 meses de evolución, de inicio gradual y progresivo, de dolor en la muñeca y palma derechas, el que es inicialmente leve y ocasional, pero progresa hasta ser diario, predominantemente nocturno, de tipo punzante, en ocasiones acompañado de parestesias en el pulgar derecho. No nota malestar en los otros dedos, ni de la mano contralateral. No identifica factores agravantes o atenuantes. No hay dolor cervical y nunca antes le había pasado, incluyendo su periodo de embarazo. En el examen físico no se describió ninguna alteración, y se interpretó como una tendinitis, indicándose antiinflamatorios y reposo por una semana, indicaciones que no pudo seguir.

Acude 3 meses después por aumento en la intensidad de los síntomas agregándose sensación de parestesias nocturnas desde el pulgar al dedo medio derechos, las que se alivian parcialmente al agitar la mano y con el reposo. El examen físico nuevamente se describe como normal. El médico sospecha que puede haber un compromiso de nervio periférico, por lo que indica antiinflamatorios y reposo con muñequera nocturna, y refiere a neurólogo con diagnóstico de neuropatía periférica, solicitando estudio de electrodiagnóstico.

Consulta Neurológica.

Tres meses después de la derivación, y a 15 meses desde el inicio de los síntomas, es evaluada por neurólogo. La intensidad del dolor y de las parestesias han aumentado, el dolor en la actualidad involucra toda la mano, llegando al codo, y lo mantiene durante gran parte del día, interfiriendo con su trabajo. Las parestesias siguen restringidas a los primeros tres dedos derechos, manteniendo clara indemnidad del meñique. Además ha notado que los síntomas han empezado a aparecer en la mano contralateral. Al preguntar dirigidamente, reconoce que aún siente alivio transitorio de los síntomas al agitar las manos y durante los fines de semana, en que está en reposo y con muñequera buena parte del día. También reconoce algo de torpeza de la mano derecha, con sensación de no poder manipular bien los objetos, lo que le dificulta realizar su trabajo y cocinar en casa. Acude con exámenes generales y de electrodiagnóstico relizados una semana antes.

f. Examen físico

SIGNOS VITALES

Normales.

EXAMEN FÍSICO GENERAL

No hay alteraciones destacables en el examen físico general.

EXAMEN NEUROLÓGICO

Examen mental: normal.
Pares craneales: normales.
Motor: normal. En particular, no se observa atrofia en músculos de las manos, incluido eminencia tenar, y no hay paresia en ningún segmento.
Sensibilidad: hipoestesia leve de 1° a 3er dedos y parcial de la palma de la mano derecha, con indemnidad del 4° y 5° dedos, la eminencia tenar y el dorso de la mano. No hay alteración objetiva formal de la mano izquierda ni de otros segmentos.
Cerebelo: normal.
Signos meníngeos: ausentes.
Signos radiculares: ausentes.
Signos de Tinel y Phalen presentes bilateralmente.

g. Exámenes clínicos complementarios

Hemograma/VHS: Normales.
Perfil bioquímico y lipídico: Normales.
Pruebas hepáticas y de coagulación: Normales.
Función renal y tiroidea: Normales.
Orina completa: Normal.

h. Diagnósticos

SINDROMÁTICO

Síndrome del túnel del carpo (STC) bilateral, mayor a derecha.

TOPOGRÁFICO

Túnel del carpo, Nervio Mediano.

ETIOLÓGICO

Observación: Atrapamiento del Nervio Mediano en el túnel del carpo.

i. *Exámenes complementarios específicos*

El informe neurofisiológico concluye una neuropatía compresiva de nervio mediano bilateral a nivel del túnel del carpo, de grado severo a derecha y leve a izquierda. Sin evidencias de radiculopatías u otras alteraciones (Tablas 1, 2 y 3).

Tabla 1. Conducciones sensitivas antidrómicas del paciente.

SITIO	ONSET (MS)	PEAK (MS)	AMPLITUD (MV)	VELOCIDAD (M/S)
Mediano izquierdo	3,3*	4,0*	33,0	42
Mediano derecho	5,7*	7,3*	5,4*	25*
Ulnar izquierdo	2,0	2,7	57,9	60
Ulnar derecho	1,8	2,2	45,7	67

* Alterado

Tabla 2. Conducciones motoras del paciente.

SITIO	ONSET (MS)	AMPLITUD (MV)	VELOCIDAD (M/S)
Mediano izquierdo (APB)			
Muñeca	3,9	6,5	56
Codo	7,3	5,6	
Mediano derecho (APB)			
Muñeca	7,3*	5,3	67
Codo	10,3	6,1	
Ulnar izquierdo (APB)			
Muñeca	2,3	7,5	76
Bajo codo	4,8	7,5	71
Sobre codo	6,2	7,2	
Ulnar izquierdo (APB)			
Muñeca	2,3	6,1	77
Bajo codo	4,9	6,3	67
Sobre codo	6,4	5,9	

* Alterado

APB: (Abd Poll Brev –abductor brevis pollicis– músculo abductor corto del pulgar).

Tabla 3. Electromiografía del paciente.

Lado	Músculo	Nervio	F	OA	A	D	P	RC	PI
Izquierdo	Abd Poll Brev	Med	N	N	N	N	0	N	N
Derecho	Abd Poll Brev	Med	1+ *	2+ *	N	>12ms*	1+*	R*	50%*
Derecho	1st Dor Int	Ulnar	N	N	N	N	0	N	N
Derecho	Flex Car Rad	Med	N	N	N	N	0	N	N

F: Fibrilaciones; OA: Ondas agudas positivas; A: Amplitud; D: Duración; P: Polifasismos; RC: Reclutamiento; PI: Patrón interferencial; N: Normal; R: Reducido; *: Alterado.

j. Cuadro clínico

SEGUNDA PARTE

Con el diagnóstico clínico y electrofisiológico ya establecido, el neurólogo indica la cirugía del STC derecho, considerando la severidad, la progresión del cuadro y la refractariedad al manejo médico. La paciente es operada sin incidentes 4 semanas después de la indicación, revirtiendo completamente los síntomas. En el control clínico al 6° mes poscirugía, la paciente se encontraba completamente asintomática.

II. Comentario del caso

Las neuropatías periféricas son patologías frecuentes, tanto a nivel primario de salud como en servicios vinculados a la atención de medicina interna, traumatología y neurología. Estudios internacionales reportan prevalencias entre 2,4 a 5,5% en la población general, incrementandose a 8% en mayores de 55 años y 13% en personas sobre 80 años (1).

Llamamos mononeuropatía a la lesión de un nervio aislado generalmente por traumatismo, compresión o atrapamiento. El STC, que corresponde al atrapamiento del nervio mediano bajo el ligamento transverso del carpo en la muñeca, es la mononeuropatía por atrapamiento más frecuente, representando el 90% de los casos (2). Se estima una prevalencia clínica de 3,8% en la población general, con una incidencia que puede llegar a 276/100.000 habitantes por año (3,4). Las mujeres duplican la prevalencia de los hombres, aunque la severidad en estos últimos suele ser mayor, y la edad de presentación más frecuente es entre 55 y 60 años, aumentando la severidad electrofisiológica con la edad (5). Factores que incrementan el riesgo de padecerlo son la artritis reumatoide, la diabetes mellitus y el embarazo (6). Contrario a lo creído, el uso excesivo de teclado de computador no se asocia a mayor riesgo de STC. En cambio, labores que requieren la flexoextensión frecuente y prolongada de la muñeca, como en el caso presentado, o usuarios de herramientas manuales que vibren, sí tienen un mayor riesgo de sufrir de esta patología (7).

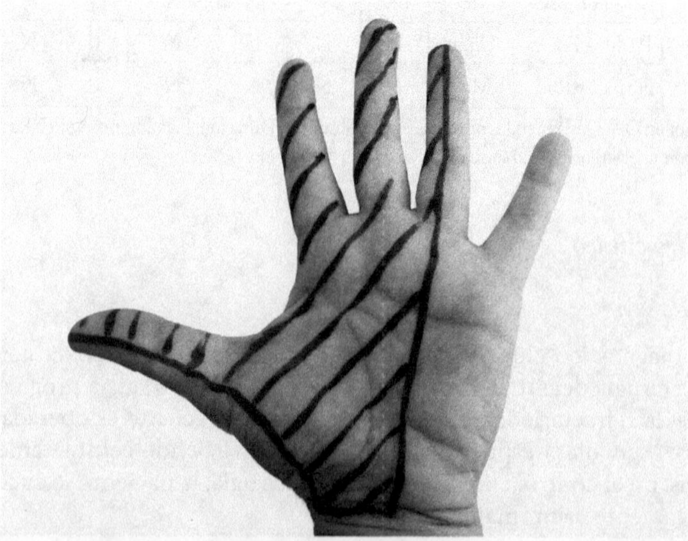

Figura 1: Territorio del nervio mediano achurado. Usualmente se presentan parestesias de esta zona, aunque no es infrecuente que el paciente refiera molestias de toda la mano sin lograr identificar la zona destacada.

Los síntomas usuales son parestesia, hipoestesia y dolor en el territorio inervado por el mediano (cara palmar de pulgar, indice, anular y la mitad radial del 4° dedo) (Figura 1) que empeoran durante la noche y característicamente se alivian al agitar la mano afectada. No obstante esta descripción clásica, no es infrecuente que el paciente manifieste dolor y adormecimiento de toda la mano, sin lograr distinguir la distribución esperada. El dolor se suele irradiar al antebrazo, brazo e incluso hombro, pudiendo confundirse con otras alteraciones osteotendinosas, articulares o psicógenas, por mencionar algunas. De ahí que la presencia de otros síntomas sensitivos que acompañen al dolor, particularmente las parestesias, sean elementos importantes a considerar y que aumentan la sensibilidad del diagnóstico. Conforme avanza el cuadro, los pacientes comienzan a describir sensación de torpeza motora de la mano comprometida, con dificultad en labores domésticas como picar con el cuchillo de cocina o reiteradas caídas de objetos desde las manos.

En estadíos más avanzados se puede incluso llegar a observar franca atrofia de los músculos de la eminencia tenar, con debilidad objetiva del pulgar (abductor y oponente).

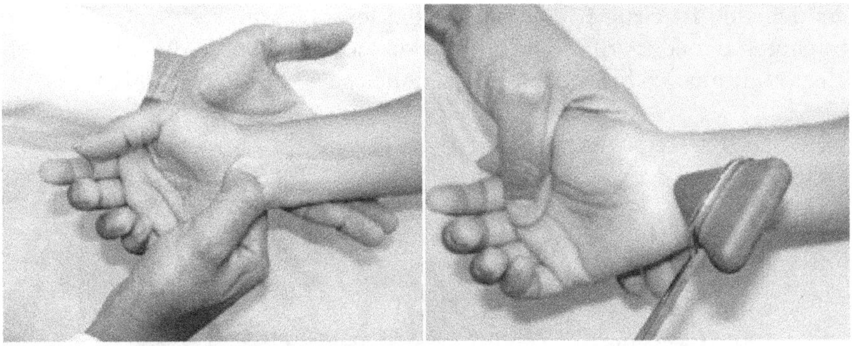

Figura 2: Test de compresión carpal (izquierda) y test de Tinel en la muñeca (derecha). El primero ha demostrado mejor sensibilidad y especificidad.

Dentro de los signos específicos en STC destacan el test de compresión carpal (el examinador comprime con su pulgar sobre el tunel del carpo y se observa la reproducción de los síntomas); el test de Tinel en la muñeca (se percute el túnel del carpo y se observa la reproducción de los síntomas) (Figura 2) y el test de Phalen (flexión pasiva de la muñeca reproduce los síntomas). Dentro de estos, el test de compresión carpal ha demostrado mejor sensibilidad y especificidad (87% y 90% respectivamente). El signo de Phalen inverso (Figura 3) aumenta considerablemente más la presión en el canal, aumentando con eso la sensibilidad de la prueba (8). Adicionalmente, es relevante descartar la presencia de signos radiculares cervicales, especialmente frente a hipoestesia del pulgar, que puede ser producida por compromiso de la raíz C6.

El estudio complementario más ampliamente usado en esta patología es el electrodiagnóstico (neuroconducciones y electromiografía). La prolongación de las latencias motoras y sensitivas y la reducción de las velocidades de conducción del nervio mediano son criterios aceptados para el diagnóstico de STC (9). Aunque no se ha logrado establecer un criterio estándar para el diagnóstico del STC, Rampel *et al.* concluyeron que la combinación de los criterios clínicos característicos y las alteraciones electrofisiológicas eran el método más preciso para poder establecer el diagnóstico para estudios epidemiológicos (5).

El uso de otras herramientas no invasivas como la ecografía y la resonancia magnética tiene un rol limitado en el diagnóstico, existiendo menor disponibilidad y experiencia en nuestro contexto, comparado con los estudios de electrodiagnóstico.

El tratamiento de esta patología ha sido materia de numerosas revisiones, pero a pesar de su alta prevalencia los estudios siguen siendo insuficientes y de calidad discutible. Nuestro abordaje incluye un manejo médico conservador en los casos leves y moderados, que incluyen uso de fármacos para el control del dolor (como antiinflamatorios o Amitriptilina), uso de férulas nocturnas, y, en la medida de lo posible, disminuir los factores de riesgo ambientales. La cirugía se circunscribe a los casos severos o refractarios al tratamiento médico. El uso de infiltración local con corticoides solo tiene un efecto sintomático breve, sin tener beneficios en el largo plazo (10).

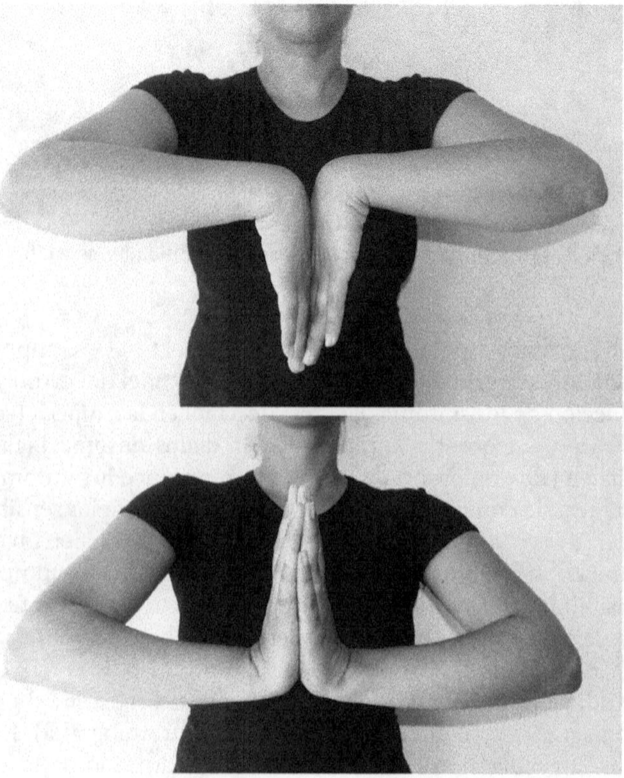

Figura 3: Test de Phalen (superior) y Phalen inverso (inferior). Se considera que el segundo mejora la sensibilidad de la prueba.

A la luz de lo expuesto, si se analiza sistemáticamente, nuestro caso era mujer (mayor prevalencia de STC), bordadora (factor de riesgo por flexoextensión frecuente), con clínica clásica (parestesias y dolor en territorio de mediano, con signos de Phalen y Tinel positivos, y resto del examen neurológico normal) y estudio electrofisiológico compatible, con excelente respuesta clínica al tratamiento específico instaurado.

Otras mononeuropatías frecuentes, muy por detrás de la descrita, son la compresión del nervio ulnar en el codo (2ª mononeuropatía en frecuencia), el nervio peroneo común en la cabeza del peroné (mononeuropatía compresiva más frecuente de miembros inferiores), nervio radial en el surco espiral del húmero (mano en gota) o el femorocutáneo lateral bajo el ligamento inguinal (meralgia parestésica).

Todas estas mononeuropatías tienen como patrón común la sensación de parestesias del territorio inervado por el nervio comprometido, acompañado de dolor especialmente en la zona de compresión, y si el compromiso progresa, paresia distal a la compresión en nervios con componente motor. En general, el abordaje clínico sistemático y el estudio electrofisiológico en manos expertas serán herramientas de gran valor en el diagnóstico correcto de las mononeuropatías compresivas, y su manejo se basa en disminuir o eliminar la presión sobre el nervio con medidas médicas o quirúrgicas.

Referencias

1. Martyn CN, Hughes RA. Epidemiology of peripheral neuropathy. *J Neurol Neurosurg Psychiatry* 1997; 62(4):310-8.
2. Ibrahim I, Khan WS, Goddard N, Smitham P. Carpal tunnel syndrome: a review of the recent literature. *Open Orthop* J 2012; 6: 69-76.
3. Atroshi I, Gummesson C, Johnsson R, Ornstein E, Ranstam J, Rosén I. Prevalence of carpal tunnel syndrome in a general population. JAMA 1999; 282(2): 153-8.
4. Mondelli M, Giannini F, Giacchi M. Carpal tunnel syndrome incidence in a general population. *Neurology* 2002. 58(2): 289-94.
5. Vicuña P, Idiáquez JF, Jara P, Pino F, Cárcamo M, Cavada G, Verdugo R. Descripción electrofisiológica del síndrome de túnel carpiano según edad en pacientes adultos. *Rev Med Chile* 2017; 145(10): 1252-1258.
6. Stevens JC, Beard CM, O'Fallon WM, Kurland LT. Conditions associated with carpal tunnel syndrome. *Mayo Clin Proc* 1992; 67(6): 541-8.
7. Palmer KT, Harris EC, Coggon D. Carpal tunnel syndrome and its relation to occupation: a systematic literature review. *Occup Med* (Lond) 2007; 57(1): 57-66.
8. Singh V, Ericsson W. Median nerve entrapments. En: Trescot A, Editor. *Peripheral nerve entrapments*. AK, Estados Unidos: Editorial Springer; 2016, pp. 369-382.
9. Portillo R, Salazar M, Huertas MA. Síndrome del túnel del carpo. Correlación clínica y neurofisiológica. *An. Fac. Med. Lima* 2004; 65(4): 247-54.
10. Cea G, Verdugo R, Salinas R. Síndrome del tunel del Carpo: Un cuadro clínico común, con demasiadas incógnitas. *Rev Chil Med Fam* 2002; 3(3): 108-112.

Caso 6
Dolor cervicobraquial

Eloy Mansilla Lucero

I. Historia

a. En quién ocurre la enfermedad

Mujer de 39 años, casada, un hijo vivo sano (3 abortos espontáneos de primer trimestre). Profesional universitaria, trabajadora activa en empresa de ventas hace 18 años.

b. Factores de riesgo personales

Aunque parte importante de su trabajo lo realiza en terreno, no realiza ningún tipo de actividad física deportiva, tampoco ha hecho deporte en el pasado. Con controles de salud distanciados por más de 4 años en promedio, no es hipertensa ni diabética, colesterol en rango normal, fuma 1-2 cigarrillos diarios en periodos de mayor exigencia laboral, consume alcohol una vez por semana en cantidad moderada. Consume analgésicos y antinflamatorios no esteroidales durante las menstruaciones. Se le indicó un año antes de la consulta un tratamiento antidepresivo con Sertralina y benzodiacepinas de rescate para un trastorno de pánico con buena respuesta clínica. Refiere cefalea de tipo migraña desde la adolescencia sin gatillantes identificados.

c. Factores de riesgo comunitarios y ambientales circunstanciales

Es habitual el uso de "taco alto" en su ambiente de trabajo.

d. Situación de consulta

Consulta privada ambulatoria de neurología general.

e. Cuadro clínico

PRIMERA PARTE

Previamente asintomática, presenta un día viernes en la tarde y de manera gradual molestia sensitiva en ambos antebrazos, dice sentir menos y a veces lo refiere como "tener los brazos pesados", señala también dificultad para tomar cosas con ambas manos. A las pocas horas se instala un dolor en la cara externa del antebrazo izquierdo, no logrando definir con mucha precisión alguna zona que corresponda a un dermatoma específico. Paralelamente al dolor antebraquial se suma dolor cervical intenso, central y de cierta irradiación hacia hombro derecho. Al interrogatorio dirigido no hubo dolor en la punta escapular.

El dolor aumenta en la noche, sin impedir el dormir y apareciendo sensaciones de parestesias, hipoestesias, dolor y sensación de frío de manera alternada en antebrazo derecho (hacia el pulgar), haciendo que la paciente se angustie. Sin manifestaciones esfinterianas. Además refiere que desde hace una semana inicia clases de natación. Consulta ambulatoriamente a neurología al día siguiente.

f. Examen físico

SIGNOS VITALES

Normales.

EXAMEN FÍSICO GENERAL

Paciente con IMC 26.
Postura corporal con hipercifosis dorsal.
Tórax: gigantomastia.
Cardiaco y pulmonar normales.
Abdomen: sin dolor, no refiere dolor lumbar.
Extremidades: no se aprecian cambios en piel ni fanéreos, no se observan livideces o lesiones cutáneas. Dirigidamente no se observan lesiones vesiculares o eritematosas.

EXAMEN NEUROLÓGICO

Funciones superiores: En vigilia, con lenguaje normal, sin disartria o afasia con atención normal.
Pares craneanos: sin alteraciones, incluyendo fuerza de trapecio y esternocleidomastoideos normal.
Examen Motor: Rigidez del cuello y dolor que aumenta con el movimiento, limitación en el rango de movimiento cervical en lateral y flexión, esto

último no reproduce ni agrava el dolor espontáneo de la extremidad. El examen por grupos musculares se detalla en la Tabla 1.

Tabla 1. Protocolo del examen clínico realizado en este caso, se señalan los grupos musculares y raíces correspondientes. No se objetivaron alteraciones.

Grupo Muscular	Acción principal	Raíz correspondiente
Deltoides	abducción braquial	C5
Supraespinoso	inicio abducción braquial	C5
Bíceps	flexión braquial	C5, C6
Tríceps	extensión braquial	C7
Extensores de muñeca	extensión de la muñeca	C7
Extensor de los dedos	extensión de los dedos	C7
Abductor pollici brevis	abducción dedo 1	C8, T1
primer interóseo dorsal	abducción dedo 2	C8, T1
abductor digiti minimi	abductor dedo 5	C8, T1

Los grupos musculares aquí examinados fueron dirigidamente analizados dado que la frecuencia de compresión aguda de tipo herniario es más continua desde la raíz C5 hacia caudal, todos con fuerza conservada. La fuerza de extremidades inferiores está normal.

Reflejos osteotendíneos (ROT) están presentes y simétricos en extremidades superiores e inferiores, en particular reflejo bicipital, tricipital y flexor de los dedos, buscando compromiso dirigido a raíces desde C5-T1. Reflejo plantar flexor bilateral.

Sistema sensitivo: Presenta leve hiperestesia desencadenada con el tacto en la región externa del antebrazo derecho, incluyendo la cara externa del pulgar y una dudosa extensión de la hiperestesia al dedo índice. La región dolorosa logra circunscribirse relativamente bien a la cara externa del antebrazo derecho y la región dorsal del mismo, dedos pulgar, índice y medio de la mano ipsilateral. No presenta nivel sensitivo medular. La propiocepción está conservada. Se realiza maniobra de Spurling, llamada también test de compresión foraminal, que consiste en la inclinación lateral de la cabeza del paciente (30 grados), ejerciendo presión sobre la parte superior de la cabeza. En este caso la respuesta fue positiva, es decir, la compresión intensificó los síntomas dolorosos (aunque no es definitiva, es orientadora de patología discal).

Cerebelo: normal.

Meníngeo: Sin signos meníngeos.

g. Exámenes clínicos complemementarios

Se solicitaron exámenes de hemograma y pruebas de coagulación, que resultaron normales. ECG normal. Factor reumatoideo negativo.

h. Diagnósticos

SINDROMÁTICO

Síndrome cervicobraquial derecho.

TOPOGRÁFICO

Raíces C5-C6 derecha.

ETIOLÓGICO

Sospecha de Hernia del Núcleo Pulposo (HNP).
Sospecha de Espondilosis cervical.

i. Exámenes complementarios específicos

- Electromiografía y velocidad de conducción de extremidades superiores (7 días después del inicio del cuadro): signos de leve atrapamiento del túnel carpiano bilateral. Sin signos de denervación aguda o crónica en territorios correspondientes a las raíces cervicales.
- Resonancia magnética de columna cervical (7 días después del inicio del cuadro): Cuerpos vertebrales de altura y señal normales bien alineados. Canal raquídeo de amplitud normal. Médula cervical de grosor y señal normales. Hernia C5-C6 posterior paramediana derecha que indenta el saco tecal. Restantes discos intervertebrales de morfología y señal normales. Partes blandas paravertebrales sin alteraciones.

j. Cuadro clínico

SEGUNDA PARTE

El diagnóstico operacional de síndrome de dolor cervicobraquial derecho se correlaciona con hallazgos en la RM cervical de una HNP derecha C5-C6. La paciente recibió una dosis de Betametasona intramuscular, junto a tratamiento con Celecoxib 200 mg al día durante 5 días, Pregabalina 75 mg cada 8 horas y un collar cervical blando más reposo relativo. A las 48 horas de iniciado el tratamiento el dolor disminuye notoriamente pese a persistir cierto grado de rigidez cervical principalmente en lateralización cervical. Los signos sensitivos y de dificultad en el uso de sus manos se normalizaron. A los 5 días los síntomas han desaparecido por completo, desestimándose la necesidad de cirugía en esta etapa de la enfermedad.

II. Comentario del caso

Las características del caso presentado entregan una gama de diagnósticos diferenciales identificados en dicho grupo etario (30-50 años), siendo la extrusión herniaria [1,2] el cuadro más común. Se trata de un cuadro de dolor cervical con irradiación a hombro ipsilateral y síntomas sensitivos antebraquiales que pueden ser incluso definidos como "irritativos". La paciente no presenta patologías osteomusculares previas, haciendo que, por ejemplo, la posibilidad de que sea un debut de artritis reumatoidea o espondilosis menor. Por otro lado, la posibilidad de una metástasis ósea o medular también es menos probable. En este contexto, la edad y el perfil agudo de instalación (durante horas), la posibilidad de que se trate de una HNP es mayor. La aparición de síntomas en forma gradual (no máxima en minutos), con cierta frecuencia es observada como perfil de instalación en enfermedades de nervio periférico, raíz o médula, a diferencia de los típicos perfiles para las enfermedades del sistema nervioso central a nivel cerebral.

La herniación aguda de discos cervicales se ha asociado a levantamiento de grandes pesos, al buceo amateur y al consumo de cigarrillo, si bien la natación por sí sola no ha encontrado correlación con la aparición de síntomas de HNP [3], en este hay una asociación temporal clara, el que junto a una inestabilidad de columna puede hacernos pensar como otro factor gatillante. La asociación de uso de calzado con taco alto o trabajo no sedentario también ha sido estudiada sin lograr una asociación suficientemente fuerte. La paciente consulta 15 días después con un neurocirujano por dolor lumbar, quien solicita RM de columna lumbar encontrando protrusiones discales posteromediales de L3 a S1 y abombamiento discal de L5-S1 que toma contacto con ambas raíces S1, agregando al diagnóstico espóndilo-uncoartrosis, sinovitis facetaria lumbar y microinestabilidad L5-S1.

¿Qué significa síndrome cervicobraquial?

El dolor cervical que habitualmente proviene de la columna cervical (hasta C8-T1) y sus tejidos blandos circundantes puede tener irradiación hacia un hombro o el brazo, dando cuenta en este caso de un compromiso de algunas de las estructuras nerviosas que inervan dichas zonas, plexo braquial o raíces cervicales [1,2]. Si el dolor se precipita con el movimiento, existe sensibilidad a nivel del cuello, rigidez o limitación en el movimiento del cuello, es habitual encontrar su causa en la columna cervical. El dolor del plexo, hombro e incluso nervios periféricos puede confundirse con una causa subyacente a la columna cervical, pero la historia, la forma de instalación y el examen físico suelen hacer la diferencia. La ausencia de síntomas neurológicos que sugieran origen encefálico (por ejemplo compromiso de conciencia o del lenguaje) suelen dar un buen indicio de que la enfermedad se localiza ya sea en médula o en el sistema nervioso periférico. La presencia de fiebre o signos meníngeos son elementos centrales a examinar en estos pacientes para descartar abscesos subdurales espinales e infecciones meníngeas respectivamente. El examen del sistema nervioso periférico es fundamental para orientar el diagnóstico y los exámenes hacia una enfermedad de nervio periférico, plexo braquial o raíz dorsal. Debe tenerse en cuenta que la sobreposición de funciones entre raíces adyacentes es común y que los síntomas o signos de una lesión de raíz pueden estar presentes solo en parte del territorio al que inervan; en este sentido la ubicación del dolor es una característica clínica muy variable [1,4].

Exámenes a considerar en un síndrome cervicobraquial.

La electromiografía es esencial para definir de mejor manera un compromiso radicular o de plexo, para establecer elementos agudos o crónicos en el proceso y para establecer si existe compromiso sensitivo o motor. La RM de columna cervical es útil para establecer muchos de los procesos etiológicos tales como enfermedad de disco, espondiloartropatías, abscesos epidurales, compromiso facetario, etc. La neurografía por RM puede aportar en la diferenciación de enfermedades del plexo braquial o de las raíces [1] (por ejemplo, en el síndrome de Parsonage Turner-Plexitis Braquial). En la Tabla 2 se presentan las patologías más frecuentes de dolor cervicobraquial y características más relevantes.

Otras causas de síndrome cervicobraquial

Espondilitis Anquilosante, Herpes Zóster, Neoplasias/Metástasis, Síndrome del opérculo torácico, Plexitis braquial, Tumor de Pancoast, Neuritis Braquial Aguda, Omalgia.

En resumen, se presenta una paciente con síndrome cervicobraquial derecho por extrusión de hernia cervical C5-C6 aguda posterior paramediana derecha con una presentación típica, sin compromiso motor clínico ni electromiográfico y una evolución satisfactoria con tratamiento no quirúrgico. Su perfil epidemiológico y factor de riesgo tabáquico aportan a la etiología del cuadro, y el estudio extendido a columna lumbar sugiere fenómenos degenerativos incipientes en curso.

Tabla 2. Patologías frecuentes de dolor cervicobraquial.

	Características del Dolor	Presentación Clínica	Hallazgos Asociados
Hernia Cervical	-Dolor empeora con movimiento. -a la compresión cervical el dolor puede irradiarse al hombro o brazo. -empeora en la noche.	-Usualmente aguda (en horas). -más común en pacientes de 30-50 años. -en adultos jóvenes sospechar ruptura de disco.	-Rigidez cervical. -limitación en rango de movimiento cervical. -puede asociarse a espóndiloartropatía de columna y enfermedad de otros discos.
Trauma	-Suelen sobreponerse el dolor por lesión de partes blandas con el de estructuras medulares, radiculares y de plexo. -empeora con el movimiento (inmovilizar).	-Existe el antecedente clínico de accidente automovilístico (latigazo) o trauma directo. -si existen signos radiculares sospechar lesión directa a raíces o plexo.	-Fracturas, subluxaciones, esguince cervical.
Espondilosis Cervical	-C2-C4 dolor parte posterior de la cabeza, hombros y parte superior de la espalda. -C5-T1 cervicalgia pura o asociada a dolor radicular. -Signo L'Hermitte. Indica compromiso del cordón posterior de la médula espinal a nivel cervical.	-Suele ser crónico con reagudizaciones. -puede existir radiculopatía o mielopatía por existencia de osteofitos, compresión central por discos y osificación del ligamento amarillo.	-Se asocia a raquiestenosis. -si no existe dolor considerar otros diagnósticos, como esclerosis lateral amiotrófica.
Artritis Reumatoide	-Dolor cervical, rigidez y limitación del movimiento.	-Carácter subagudo o crónico. -compromete articulaciones interapofisiarias. -en casos extremos puede provocar compresión medular cervical.	-Puede producir subluxación atlanto-axoidea en 30% de los casos.

Referencias

1. Engstrom JW, Deyo RA. Back and neck pain. En: Hauser S, Josephson S, English JR, Editores, *Harrison's neurology in clinical medicine*. New York, Estados Unidos. Editorial Mcgraw Hill Education; 2017. p. 107-124.
2. Woods BI, Hilibrand AS. Cervical radiculopathy: epidemiology, etiology, diagnosis, and treatment. *J Spinal Disord Tech* 2015; 28(5): 251–9.
3. Kelsey JL, Githens PB, Walter SD, Southwick WO, Weil U, Holford TR, *et al.* An epidemiological study of acute prolapsed cervical intervertebral disc. *J Bone Joint Surg Am* 1984; 66(6): 907-14.
4. Childress MA, Becker BA. Nonoperative Management of Cervical Radiculopathy. *Am Fam Physician* 2016; 93(9): 746-54.

Caso 7
Dolor lumbar

Pablo Rodríguez García

I. Historia

a. En quién ocurre la enfermedad

Hombre de 50 años, obrero de la construcción, casado, un hijo de 20 años, cursó hasta 8° básico. Previamente autovalente.

b. Factores de riesgo personales

Antecedentes mórbidos de hipertensión arterial crónica diagnosticada hace 5 años. Artrosis Lumbar hace 2 años. Obesidad (IMC 32). No posee antecedentes familiares de patología neurológica.

MEDICAMENTOS

Enalapril 10 mg/día, vía oral con buena adherencia a tratamiento.
Paracetamol 1 gr vía oral solo en caso de dolor.

Hábitos: Fumador de 2 cigarros al día desde hace 4 años. No consume drogas.

OTROS ANTECEDENTES EXPLORADOS

Sin historia de cirugías.
Sin historia de baja de peso.
Sin antecedentes de traumatismo reciente.

c. Factores de riesgo comunitarios y ambientales circunstanciales

Aumento de carga laboral los últimos tres meses, moviliza sacos de cemento.

d. Situación de consulta

Servicio de urgencias (SU) del hospital Barros Luco Trudeau (HBLT). Mayo 2019. Antecedentes de la historia de ingreso aportados por paciente y esposa.

e. *Cuadro clínico*

Primera parte

Previamente autovalente en actividades instrumentales y básicas de la vida diaria, consulta por cuadro de 7 meses de evolución de dolor lumbar de inicio insidioso, sin irradiación, sin baja de peso, que cede al reposo. Durante el último mes los síntomas se han exacerbado, aumentando con los movimientos y maniobras de valsalva (tos) y se acompaña de parestesias en cara posterior del muslo y cara lateral de pierna derecha. Relaciona su inicio posterior a levantamiento de peso en su trabajo. Hace 5 días se añade debilidad en la dorsiflexión del pie que impide realizar marcha adecuada, por lo cual consulta en Urgencia de HBLT.

f. *Examen físico*

Signos vitales

Presión arterial: 146/84 mmHg.
Pulso: 85 latidos por minuto.
Temperatura: 36,4°C.
Saturación de O_2 ambiental: 96%.

Examen físico general

Hidratado, bien perfundido.
Cabeza: Sin alteraciones.
Cuello: Sin aumento de volumen, sin adenopatías palpables.
Corazón: Ritmo regular 2 tiempos, no se auscultan soplos.
Tórax: Murmullo pulmonar presente, sin ruidos agregados.
Abdomen: Simétrico, sin lesiones cutáneas. Ruidos hidroaéreos presentes. Blando depresible, indoloro, sin masas ni visceromegalias. Puño percusión negativa.
Extremidades: Simétricas, sin lesiones sugerentes de trauma, sin signos de trombosis venosa profunda. Pulsos pedios y poplíteos presentes y simétricos.

Examen neurológico

Nivel de conciencia: Vigilia espontánea. Lenguaje: Espontáneo fluente, sin alteración en las pruebas de nominación repetición y comprensión.
Pares Craneales: Campo visual conservado, pupilas isocóricas reactivas, reflejo fotomotor conservado, movimientos oculares externos conservados, reflejo corneal simétrico, simetría facial conservada, sensibilidad facial simétrica, no se observa nistagmus, sin alteración de pares bajos.

Motor: Fuerza conservada en extremidades superiores (M5) con tono y reflejos osteotendíneos conservados, sin signos de atrofia o fasciculaciones. El examen de extremidades inferiores se detalla en Tabla 1.

Tabla 1. Fuerza por grupo muscular en extremidades inferiores.

Músculo	Fuerza	
	Derecho	Izquierdo
Glúteo Mayor	M5	M5
Glúteo Medio	M3	M5
Aductor	M5	M5
Iliopsoas	M5	M5
Cuádriceps	M5	M5
Isquiotibial	M5	M5
Tibial Anterior	M3	M5
Gastrocnemio	M5	M5
Extensor 1° Ortejo	M3	M5

Reflejos rotulianos y aquilianos simétricos. Sin alteración del tono, dirigidamente no se observan atrofia ni fasciculaciones en los segmentos explorados.

Test de elevación de pierna extendida (TEPE) a derecha donde se reproduce dolor. Lasègue (+) a derecha.

Sensibilidad: Superficial y profunda conservada.

Pruebas cerebelosas: Metría y diadococinesia conservada, sin ataxia.

Signos meníngeos ausentes.

g. Exámenes clínicos complementarios

Tabla 2. Exámenes generales.

Exámenes	
Hemoglobina	14,6 gr/dl
Hematocrito	44%
Leucocitos	4500 cel/uL
Plaquetas	200000 cel/uL
VHS	5 mm/hr
PCR	1 mg/dl
Creatinina	0.8 mg/dl
Antígeno Prostático específico	1 ng/ml
Examen de orina	Normal

h. Diagnósticos de ingreso

SINDROMÁTICO

Síndrome lumbociático derecho.

TOPOGRÁFICO

Radiculopatía L5 derecha.

ETIOLÓGICO

Hernia del núcleo pulposo L4-L5.
Estenosis foraminal.

i. Exámenes complementarios específicos

Se realiza RM de columna lumbosacra sin contraste el día posterior al ingreso: Pequeña hernia del núcleo pulposo lateralizada a nivel foraminal L4-L5 que comprime emergencia de raíz L5 derecha. No se observa alteración en cono medular.

Estudio electrofisiológico: Velocidad de conducción motora y sensitiva de nervio sural, peroneo común conservadas. En electromiografía se observan elementos denervatorios crónicos (ondas polifásica, reclutamiento aumentado) en los músculos glúteo medio, tibial anterior y extensor del primer ortejo) a derecha, resto de los músculos de ambas extremidades trazado normal. Reflejo H Conservado. Se descarta polineuropatía de EEII agregada.

j. Cuadro clínico

SEGUNDA PARTE

Por cuadro compatible con radiculopatía compresiva se deriva a Servicio de Neurocirugía del mismo recinto. Se inicia manejo conservador indicando analgesia, apoyo kinésico y manejo nutricional en contexto de obesidad.

Se controla a paciente luego de 3 meses por equipo especializado, donde se observa refractariedad de síntomas. Se plantea resolución quirúrgica, realizándose disectomía, donde se logra liberar raíz afectada. Procedimiento sin incidentes ni complicaciones en posoperatorio, 7 días después es dado de alta. En control médico después de 2 meses de cirugía paciente recuperó movilidad en la dorsiflexión de pie y se ha reincorporado a sus actividades laborales.

II. Comentario del caso

El dolor lumbar es una de las causas más frecuentes de consulta médica en cualquier ámbito de complejidad de atención, un 80% de las personas sufrirán de ella por lo menos una vez en su vida, representando 5,4% de todas las licencias de FONASA (1,2).

Dada su alta frecuencia, es esencial determinar no solo un manejo sintomático general sino que diferenciar aquellos pacientes que requieren de mayor observación, o tienen una causa para ser priorizados y derivados a especialidad de manera precoz. Para lograr este objetivo debemos utilizar herramientas básicas, como una buena anamnesis, que en este caso nos sitúan en un paciente de edad media, obrero de la construcción, lo cual implica que es muy probable que haya estado expuesto a fuerzas mecánicas extremas.

El dolor lumbar lo podemos clasificar por tiempo de evolución en agudo (menos de 6 semanas), subagudo (6 a 12 semanas) y crónico (> 12 semanas). (3). En el caso del paciente correspondería a un cuadro crónico.

No todos los dolores lumbares necesitan una evaluación inmediata con imágenes y especialista, por lo cual se hace imperioso conocer condiciones de alarma de un dolor lumbar (4,5):

- Traumatismo (en los últimos 30 días).
- Uso de corticoides (tratamientos de largo plazo).
- Edad > 65 años.
- Hombre con osteoporosis difusas/fracturas por compresión.
- Antecedente de cáncer.
- Dolor nocturno intenso que no remite o empeora en decúbito.
- Síndrome febril persistente o intermitente, baja de peso.
- Inmunosupresión, VIH.
- Uso de drogas intravenosas.
- Edad menor de 18 años.
- Rigidez matinal prolongada.
- Síntomas neurológicos concomitantes.

La presencia de cualquiera de ellos debe hacernos considerar la pertinencia de realizar un estudio más acucioso con exámenes complementarios para descartar etiologías como infecciones, neoplasias o enfermedades reumatológicas.

Al referirnos a la etiología de un dolor lumbar por su frecuencia, lo podemos dividir en 3 tipos (ver Tabla 3).

En este caso tenemos un dolor lumbar crónico puro, pero llama la atención que luego de 7 meses hay un quiebre en sus características, apareciendo signos de alarma que implican clarificar nuestro diagnóstico mediante exámenes complementarios.

La aparición de nuevos síntomas de la esfera neurológica en un contexto de dolor lumbar crónico, nos obliga a precisar nuestra anamnesis buscando elementos como la velocidad de instalación de los síntomas: un cuadro progresivo nos orienta a un fenómeno compresivo de desarrollo lento, como puede ser una metástasis ósea o infiltrativo por alguna neoplasia cercana. Fenómenos ictales hablan de procesos agudos como fracturas o hernias del núcleo pulposo; si se añade cuadro séptico se debe descartar un empiema subdural o espondilodiscitis, por mencionar algunos ejemplos.

Tabla 3. Tipos de dolor lumbar frecuentes.

Etiología	Características	Elementos involucrados
Lumbago puro	Dolor solo en zona lumbar sin irradiación.	Ligamentos perivertebrales, disco intervertebral, músculos paravertebrales, cuerpos vertebrales y articulaciones zigoapofisiarias.
Lumbago articular o fascetario	Dolor polimorfo: crónico o episódico, localizado o irradiado. Mecánico, aumenta con extensión y lateralización de columna.	Articulaciones zigoapofisiarias que comienzan a soportar estrés mecánico. Espondilosis, disposición anormal de facetas, vertebras de transición.
Lumbago con compromiso neurológico o radicular	Dolor lumbar irradiado a trayecto radicular, que se exacerba con el valsalva y el cambio de posición. Afectación sensitiva y motora según raíz afectada.	Compresión o infiltración de raíz nerviosa desde su emergencia. Pueden afectar a más raíces generando síndromes de cola de caballo o cauda equina.

En el paciente que refiere debilidad, por lo menos aguda, debemos buscar además elementos que nos ayuden a determinar la topografía de esta afectación, lo que definirá la premura en nuestro manejo. Así, por ejemplo, la determinación de la ausencia de un nivel sensitivo, indemnidad de esfínteres y la presencia de plantares flexores hace poco probable un compromiso medular.

Una de las patologías que se debe descartar es el síndrome de cauda equina, que se origina por afectación del trayecto de los nervios antes de su emergencia por los agujeros de conjunción. Sus síntomas son (6):

- Cuadro doloroso lumbar, con dolor radicular uni o bilateral.
- Déficit neurológico motor grave, brusco o progresivo. Existe movilidad pero el paciente no vence gravedad.
- Retención urinaria.
- Incontinencia fecal.
- Disminución del tono esfinteriano.
- Anestesia en silla de montar.

Luego de nuestra evaluación, habiendo descartado compromiso a nivel de médula, cono medular y cauda equina, debemos explorar compromiso de raíz, plexo, nervio, unidad de placa motora y músculo. En esto nos ayuda el examen por grupo muscular, ya que al conocer la inervación nos ayuda a determinar si hay afectación de múltiples grupos musculares de diferentes raíces o, como en este caso, de una sola raíz. Para ayudarnos más utilizamos los reflejos osteotendíneos: al obtener en forma simétrica, en ambas extremidades, los reflejos rotuliano y aquiliano descartan afectación de las raíces L3-L4 y S1 respectivamente. Los músculos en este caso mencionados corresponden a la raíz L5 (7). En nuestra hipótesis también nos apoya la presencia de maniobras que demuestran irritación radicular en el territorio del nervio ciático que recibe ramas de la misma raíz.

Después de nuestro análisis, solo con una historia clínica detallada y examen físico completo y acucioso, podemos concluir que existe una alta sospecha de radiculopatía L5 derecha.

El estudio etiológico incluye como *gold standard* la RM (8). La confirmación de que la raíz que está comprimida es la responsable de los síntomas se obtiene a través de la comparación del estudio electrofisiológico tanto de la extremidad afectada como de la extremidad sana.

La correcta interpretación de la historia, del examen físico, la selección de exámenes de apoyo de imágenes, procedimientos neurofisiológicos y el seguimiento clínico permiten no solo el diagnóstico sino una conducta proporcionada en tiempo y complejidad para cada caso.

Referencias

1. Andersson GB. Epidemiological features of chronic low-back pain. *Lancet* 1999; 354 (9178): 581-5.
2. Diaz-Ledezma C, Urrutia J, Romeo J, Chelen A, González-Wilhelm L, Lavarello C. Factors associated with variability in length of sick leave because of acute low back pain in Chile. *Spine J* 2009; 9 (12): 1010-5.
3. De Souza IMB, Sakaguchi TF, Yuan SLK, Matsutani LA, Do Espírito-Santo AS, Pereira CAB, *et al.* Prevalence of low back pain in the elderly population: a systematic review. *Clinics* (Sao Paulo) 2019; 74: 789.
4. Chou R, Qaseem A, Snow V, Casey D, Cross JT Jr, Shekelle P, *et al.* Diagnosis and treatment of low back pain: a joint clinical practice guideline from the American College of Physicians and the American Pain Society. *Ann Intern Med* 2007; 147(7): 478-91.
5. Henschke N, Maher CG, M. Refshauge KM. A systematic review identifies five "red flags" to screen vertebral fracture in patients with low back pain. *J Clin Epidemiol* 2008; 61(2): 110-118.
6. Goodman BP. Disorders of the Cauda Equina. *Continuum* (Minneap Minn) 2018; 24 (2): 584-602.
7. Bigos S, Bowyer O, Braen G, Brown K, Deyo R, Haldeman S, *et al.* Acute Low Back Problems in Adults. *Clinical Practice Guideline* No. 14.

AHCPR Publication No. 95-0642. Rockville, MD: Agency for Health Care Policy and Research, Public Health Service, U.S. Department of Health and Human Services. December 1994.

8. Jarvik JG, Deyo RA. Diagnostic evaluation of low back pain with emphasis on imaging. *Ann Intern Med* 2002; 137(7): 586-97.

Sección II
Alteración de conciencia

Caso 8
Compromiso de conciencia asociado a patología médica

Claudio Navarrete Asenjo

I. Historia

a. En quién ocurre la enfermedad

Paciente varón de 75 años, chofer de locomoción colectiva, divorciado, 5 hijos sanos. Tiene escolaridad media completa y presentaba en los últimos meses autovalencia limitada por coxalgia.

b. Factores de riesgo personales

Como antecedentes mórbidos personales presenta hipertensión arterial (HTA) crónica, hipotiroidismo residual a terapia con radioyodo por enfermedad de Basedow-Graves, enfermedad renal crónica (ERC) etapa II, tabaquismo crónico activo (IPA 5), artroplastía total de ambas rodillas y coxoartrosis bilateral.

No se conoce de alergias a fármacos ni alimentos, otras patologías ni antecedentes mórbidos familiares de relevancia.

Sus medicamentos de uso crónico son Enalapril 20 mg/día, Hidroclorotiazida 25 mg/día, Atenolol 25 mg/día y Levotiroxina 100 ug/día. Seis meses previos a su hospitalización usaba Paracetamol 1,5 grs/día, Tramadol 50 a 100 mg/día. Dos meses antes de hospitalizarse agregó Meloxicam, Diclofenaco y otros antiinflamatorios automedicados y en dosis variables.

Búsqueda dirigida de signos y síntomas pertinentes al caso, consignados a su ingreso:

- Epilepsia (-).
- Síncope (-).
- Problemas del metabolismo o del manejo de la glucosa (-).
- Movimientos anormales (-).
- Fiebre (-).
- Trauma y TEC (-).

c. Situación de consulta

Lugar de consulta: Servicio de Urgencia de Hospital Base de Valdivia (SU HBV). Los antecedentes de la historia clínica de ingreso fueron aportados por hijos del paciente. Ingresó un día jueves a las 12:30 horas.

d.- Cuadro clínico

PRIMERA PARTE

Historia de alrededor de 6 meses de coxalgia bilateral, durante los últimos 2 meses de carácter invalidante y el mes previo a la consulta, postrado por dolor. Dos semanas antes de su ingreso su familia lo nota con periodos fluctuantes de desorientación temporoespacial y ocasionalmente lenguaje incoherente. El día previo estaba somnoliento y tuvo dos episodios de incontinencia urinaria y fecal; durante la noche se refiere respiración estertorosa. En la mañana del ingreso no responde a estímulos, siendo traído en ambulancia del Servicio de Atención Médica de Urgencias (SAMU) al SU HBV.

e. Examen físico

SIGNOS VITALES

Presión arterial: 70/50.
Pulso: 156 por minuto, regular.
Temperatura: 36ºC.
Saturación de O_2 ambiental: 85%.

EXAMEN FÍSICO GENERAL

Mucosas pálidas y secas.
Cabeza: sin alteraciones.
Cuello: sin aumento de volumen y sin soplos.
Corazón: RR2T sin soplos.
Tórax: murmullo pulmonar presente, disminuido hacia las bases, donde se auscultan estertores bibasales.
Abdomen: blando depresible, sin dolor, ruidos presentes.
Extremidades: pulsos pedios presentes, sin edema ni signos de trombosis venosa. Cicatrices quirúrgicas en ambas rodillas, sin otras lesiones cutáneas.

EXAMEN NEUROLÓGICO

Nivel de conciencia: coma, ausencia de toda respuesta voluntaria a estímulos, solo respuestas reflejas.

Pares craneales: Fondo de Ojo sin edema papilar. Pupilas isocóricas medias reactivas. Reflejo corneal presente simétrico. Mirada preferencial a izquierda, movimientos oculocefálicos horizontales ausentes, verticales presentes, sin paresia facial.
Motor: a la maniobra de Foix presenta sinergias de descerebración bilaterales y simétricas, tono aumentado bilateral y reflejos osteotendíneos levemente aumentados y simétricos, signo de Babinski bilateral.
Sensibilidad: reactividad impresiona simétrica.
Cerebeloso: no evaluable.
Meníngeos: no presenta rigidez de nuca, signos de Kernig ni Brudzinski.

f. Exámenes clínicos complementarios

Los exámenes de ingreso se presentan en la Tabla 1.

Tabla 1. Exámenes de laboratorio de ingreso.

Hematocrito	19,6%
Hemoglobina	6,3 grs/dl
Leucocitos	21.410 cél/mm3 – 92% neutrófilos
Plaquetas	347.000 cél/mm3
Creatinina	2,84 mg/dl
Urea	143 mg/dl
Glicemia	137 mg/dl
GOT	1.211 UI/L (5–40)
GPT	388 UI/L (5–41)
Fosfatasas alcalinas	183 UI/L (40–129)
Sodio	134 mEq/L
Potasio	4.02 mEq/L
Cloro	86 mEq/L
INR	2,06
TTPa	32 segundos (24-38)
Proteína C reactiva (PCR)	33,29 mg/dl (< 0,5)
Ácido láctico	28,4 mg/dl (4,5–19,8)
Rx de tórax	Sin hallazgos relevantes

g. Diagnósticos de ingreso

Sindromático

Compromiso de conciencia, coma de causa no precisada.

Topográfico

Encefálico difuso.

Etiológico

Posible encefalopatía tóxico-metabólica.

Otros diagnósticos

Sepsis de foco no precisado.
Insuficiencia Hepática.
Falla renal aguda.
Anemia severa.

h. Exámenes complementarios específicos

Tomografía computada (TC) cerebral sin contraste realizada a los 40 minutos de su ingreso a urgencia, demostró leucoaraiosis periventricular, ateromatosis cálcica en sifones carotídeos y arteria vertebral izquierda.

Electroencefalograma (EEG) efectuado a las 24 horas de su ingreso demostró lentitud difusa y ausencia de reactividad en ritmos de fondo.

El citoquímico de LCR, a las 48 horas de su ingreso, resultó normal.

La resonancia magnética (RM) encefálica sin contraste, a los cuatro días de su ingreso, demostró múltiples focos hiperintensos simétricos en T2, con restricción a la difusión de agua, a nivel supra e infratentorial, comprometiendo tronco, regiones subcorticales de ambos hemisferios cerebrales y cerebelosos (Figura 1).

i. Cuadro clínico

SEGUNDA PARTE

El paciente se trasladó a UCI el día de ingreso, donde se conectó a ventilación mecánica, se mantuvo con infusión EV de Noradrenalina, infusiones en bolo de solución fisiológica 0,9%, recibió transfusión de 2 UI de glóbulos rojos, vitamina K 1mg/EV/día, Tiamina 210 mg/EV/día, Omeprazol 40 mg/EV cada 12 horas y Ceftriaxona 2 gramos/EV/día.

Compensada su inestabilidad hemodinámica, a través de los días se mantuvo sin cambios en lo neurológico. Dado el descarte de causas potencialmente reversibles de su compromiso de conciencia y a los hallazgos de su RM encefálica, se consideró de mal pronóstico. Al 5° día desde su ingreso estaba ventilando espontáneamente a través de tubo orotraqueal y fue trasladado al Servicio de Medicina con medidas básicas. Falleció el día 15 desde su ingreso a hospitalización.

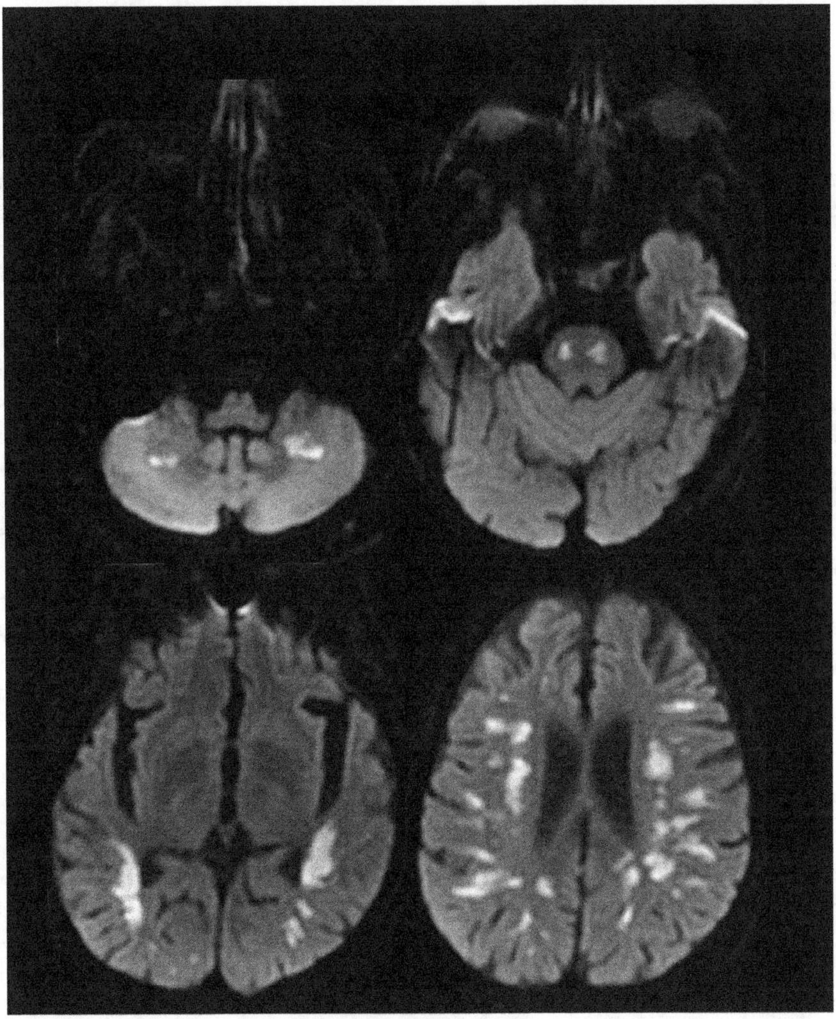

Figura 1. RM encéfalo.

II. Comentario del caso

El compromiso de conciencia corresponde a un importante motivo de consulta en servicios de urgencia. La anamnesis deberemos obtenerla de terceros, lo que agrega una mayor dificultad diagnóstica, pues usualmente se desconocen detalles importantes.

Inicialmente necesitamos saber en quién ocurre la enfermedad: edad, antecedentes mórbidos, fármacos en uso. El caso expuesto nos grafica que enfermedades crónicas estables por años (renal y factores de riesgo vascular en nuestro paciente) pueden influir decisivamente al descompensarse. Debemos indagar no solo por los fármacos en uso por patologías: la clave puede estar dada por fármacos automedicados, como antiinflamatorios no esteroidales, cuyo uso frecuente y en dosis altas puede inducir una falla renal.

El lugar de atención en general será un servicio de urgencia, pero en etapas tempranas la consulta podría ser electiva. El caso quizás podría haber tenido un desenlace favorable si el paciente hubiese acudido los días previos, cuando presentaba solo confusión fluctuante (encefalopatía inicial). La situación epidemiológica y factores de riesgo comunitario deben considerarse, pero rara vez serán determinantes, exceptuando casos dados por meningoencefalitis o algunas intoxicaciones.

La forma de inicio es de suma relevancia. Un compromiso de conciencia ictal nos obligará a plantear un síncope, enfermedad cerebrovascular o crisis convulsiva. En cambio, cuando está en el contexto de patología sistémica, lo usual es una instalación gradual. En nuestro caso, el compromiso de conciencia fluctuante y manifestado por fallas atencionales y de orientación, llevaba algunas semanas. La noche previa al ingreso hubo un quiebre en la evolución, lo cual motivó la consulta.

El caso podría resumirse como un paciente varón de la tercera edad, hipertenso, hipotiroideo, con enfermedad renal crónica etapa II, tabaquismo crónico activo y usuario de múltiples analgésicos y antiinflamatorios no esteroidales por coxoartrosis, con diagnóstico sindromático de coma de causa no precisada, en el contexto de una falla multiorgánica.

Compromiso de conciencia: ¿De causa primaria encefálica o sistémica?

El compromiso de conciencia siempre constituye un desafío por sus grados variables al momento de la consulta (cuali y/o cuantitativos), diversas etiologías y urgencia requerida en el diagnóstico. Kinnier Wilson acuñó el término encefalopatía metabólica para describir un estado clínico de disfunción cerebral global inducida por estrés sistémico. Los mecanismos patogénicos involucrados incluyen edema cerebral focal o global, alteraciones en neurotransmisores, acumulación de metabolitos tóxicos, edema vasogénico y falla energética (1).

Las causas de encefalopatía son múltiples. Las principales se enumeran en la Tabla 2 (modificado de 2).

Existen algunos elementos que nos pueden orientar a una causa sistémica:

1. Inicio gradual y fluctuación de conciencia.
2. Presencia de fiebre, hipotensión o taquicardia.
3. Presencia de un foco infeccioso no encefálico.
4. Respiración con patrón de Cheyne-Stokes.
5. Presencia de "vagabundeo ocular".
6. Mioclonías multifocales o asterixis.
7. Convulsiones generalizadas.

Tabla 2. Causas sistémicas de encefalopatía.

1. Hipoglicemia
2. Insuficiencia hepática
3. Insuficiencia renal
4. Trastornos hidroelectrolíticos: a. Hipo/hipernatremia b. Hipo/hipercalcemia c. Hipo/hipermagnesemia d. Hipo/hiperfosfemia
5. Sepsis
6. Trastornos ventilatorios: a. Hipoxemia b. Hipercapnia
7. Fármacos y Tóxicos: a. Alcohol b. Benzodiacepinas c. Opiáceos d. Barbitúricos e. Otros
8. Encefalopatía hipóxico-isquémica: a. Posparo cardiorrespiratorio b. Otros

El signo de Babinski y las sinergias de descerebración/decorticación pueden estar presentes en un coma de causa sistémica (3), generalmente simétricos. La asimetría en estas respuestas obliga a plantear una lesión focal encefálica.

A pesar de la diversidad de etiologías, a menudo la respuesta cerebral corresponde a reacciones inespecíficas, que van desde fallas en atención hasta el coma (1, 2).

Debemos tener en cuenta que, así como noxas sistémicas pueden manifestarse con focalidad neurológica (por ejemplo, hemiparesia inducida por hipoglicemia), causas encefálicas de alteración de conciencia pueden presentarse sin una evidente alteración focal al examen neurológico, por ejemplo el estado epiléptico no convulsivo o un infarto bitalámico (4).

Respecto a la exploratoria de laboratorio, en el caso planteado, el médico de urgencia solicitó inicialmente una TC cerebral (por sospecha de enfermedad cerebrovascular), hemograma, ELP, PCR y perfil bioquímico. Ya en UCI se complementó con citoquímico de LCR, EEG y posteriormente RM encefálica.

Una TC cerebral pondrá en evidencia sangre parenquimatosa, por tanto, en nuestro caso se descartó una hemorragia cerebral. La sensibilidad de la TC cerebral en lesiones isquémicas es variable. Va a depender de las horas de evolución, intensidad de la isquemia, tipo, tamaño y localización. En infartos infratentoriales agudos será frecuentemente normal (5).

Los exámenes sanguíneos son elementales en un compromiso de conciencia de causa desconocida. En algunos casos encontraremos una causa única (hipoglicemia, hiponatremia, falla renal aguda, etc.). Sin embargo no es inhabitual un escenario complejo, como el caso expuesto, en el cual se asociaron falla renal aguda, anemia severa y disfunción hepática.

El EEG constituye una herramienta importante en el diagnóstico diferencial, el manejo y como predictor funcional. La magnitud de la anormalidad en el EEG se correlaciona con la severidad de una encefalopatía (6,7). En nuestro paciente no se registró un patrón específico, pero permitió descartar un estado epiléptico no convulsivo.

La RM encefálica nos permitió definir la causa de la persistencia en el compromiso de conciencia, pese a la corrección de los factores sistémicos. Es útil, además, dado que algunas etiologías muestran sitios preferenciales de lesión y/o imágenes características, dependendiendo de sus mecanismos fisiopatológicos. Así, por ejemplo, en la encefalopatía hipoglicémica el daño tiene especial predilección por el tronco cerebral, tálamo y cerebelo; en tanto que en la encefalopatía hepática el compromiso mayor está dado en sustancia blanca en relación a vías corticoespinales, globo pálido y sustancia nigra (8).

Concluyendo, debemos considerar factores importantes en la génesis, pronóstico final (funcional y vital) y en el tiempo de recuperación:

a) Edad: a mayor edad, menor reserva funcional.
b) Daño encefálico previo.
c) Intensidad y tiempo de exposición a la noxa.
d) Asociación de 2 o más noxas simultáneas.
e) Iatrogenia, por ejemplo, fármacos depresores del SNC o una corrección hidroelectrolítica rápida (riesgo de desmielinización osmótica).

En este caso el diagnóstico diferencial fue amplio y la complejidad principal estaba dada por las numerosas noxas involucradas. Era lógico pensar al inicio que el coma estuviera dado por la suma de las fallas renal, hepática, anemia severa y shock hipovolémico.

Sin embargo la corrección de los factores mencionados no resultó en un cambio clínico instantáneo, por la presencia de una isquemia encefálica posiblemente dada por la hipotensión mantenida. Es corriente que en una falla multisistémica exista un desfase entre la recuperación funcional de los órganos y la mejoría del compromiso de conciencia.

El caso ejemplifica la importancia de una historia clínica detallada, consultando no solo por fármacos en uso para patologías, sino también la automedicación, la relevancia de la intensidad y la asociación de varias noxas en forma simultánea. Desde el punto de vista de la atención inicial, es indispensable la necesidad de un buen manejo médico, mayor aún en un paciente inestable hemodinámicamente con disfunción multiorgánica.

Por último, recalcar que en encefalopatías de causa sistémica la reversibilidad es variable caso a caso. Sobre todo, considerar que, así como en patología cerebrovascular, también es aplicable la afirmación "tiempo es cerebro".

Referencias

1. Angel MJ, Young GB. Metabolic encephalopathies. *Neurol Clin* 2011; 29(4): 837–82.
2. Marois C, Quirins M, Hermann B, Mouri S, Bouzbib C, Rudler M, *et al.* Encéphalopathies métaboliques. *La Revue de Médecine Interne* 2019; 40(2): 88–97.
3. Plum F, Posner J. Fisiología patológica de los signos y síntomas. En: Plum F, Possner J, Editores. *Estupor y Coma*. México DF, México: Editorial El Manual Moderno; 1982. p. 1-97.
4. De la Cruz-Cosme C, Márquez-Martínez M, Aguilar-Cuevas R, Romero-Acebal M, Valdivielso-Felices P. Síndrome de la arteria de Percheron: variabilidad clínica y diagnóstico diferencial. *Rev Neurol* 2011; 53(4): 193-200.
5. Huete I, Tevah J. Tomografía Computarizada en los Accidentes Cerebrovasculares. En: Méndez J, Leiguarda R, Editores. *Enfermedades Cerebrovasculares Isquémicas y Hemorrágicas*. Santiago, Chile: Editorial Mediterráneo; 2011. p. 39-48.
6. Eurolo-Montecino J. Encefalopatías metabólicas. En: Nogales-Gaete J, Donoso A, Verdugo R, Editores. *Tratado de Neurología Clínica*. Santiago, Chile: Editorial Universitaria; 2005, pp. 409-415.
7. Faigle R, Sutter R, Kaplan PW. Electroencephalography of encephalopathy in patients with endocrine and metabolic disorders. *J Clin Neurophysiol* 2013; 30(5): 505-16.
8. Godinho MV, Pires CE, Hygino da Cruz LC Jr. Hypoxic, Toxic, and Acquired Metabolic Encephalopathies at the Emergency Room: The Role of Magnetic Resonance Imaging. Semin Ultrasound CT MR 2018; 39(5): 481-494.

Caso 9
Síndrome confusional

David Sáez Méndez

I. Historia

a. En quién ocurre la enfermedad

Paciente de sexo masculino, de 83 años, autovalente, jubilado. Previamente trabajo administrativo en oficina.

b. Factores de riesgo personales

Antecedentes de hipertensión arterial en tratamiento con Enalapril 10 mg cada 12 horas. Sin antecedentes de diabetes mellitus ni otra condición médica relevante. Sin exposición a tóxicos, domiciliado en radio urbano de la ciudad de Santiago. Operado de adenoma prostático hace 20 años, sin problemas posteriores.

c. Cuadro clínico

Primera parte

Ingresa al hospital el día anterior a la realización de una cirugía programada de hernia inguinal, la cual se reparó usando técnica de Mc Bein según consta en protocolo operatorio, se usó anestesia general. Al despertar de anestesia el paciente está desorientado en tiempo y espacio y algo agitado, no obedece órdenes y su lenguaje está disminuido pero sin alteraciones de contenido ni presencia de elementos afásicos destacados. Se solicita entonces evaluación por neurología a las 6 horas de haber sido intervenido.

Se realiza evaluación de paciente con revisión de ficha clínica donde consta lo ya señalado. Revisión de exámenes preoperatorios muestran normalidad, incluyendo hemograma – vhs, perfil bioquímico y pruebas de coagulación normales, tomadas todas una semana previo a su ingreso. Electrolitos plasmáticos del día anterior normales (sodio y potasio) y electrocardiograma normal. No contaba con exámenes imagenológicos.

d. Examen físico

Signos vitales

Temperatura 36,5°C.
Pulso 92 lpm.
Presión arterial 170/110.
Saturometría de O2 ambiental 96%.

Examen físico general

Presenta piel algo seca, con elasticidad normal, mucosas húmedas sin lesiones, edentado total, cuello con pulsos presentes, sin soplos y sin ingurgitación yugular. Cardiopulmonar sin alteraciones, abdomen blando, depresible, solo dolor en zona operatoria inguinal izquierda. Genitales sin alteraciones, extremidades sin edema y pulsos presentes, sin empastamiento de gemelos.

Examen neurológico

Paciente en vigilia, responde con movimientos al menor estímulo de tipo verbal. Cuando cae en somnolencia presenta al despertar cierta exaltación aleatoria de su alerta no dirigida ni proporcionada al estímulo. Con mala comunicación por disartria, pero sin alteraciones formales de lenguaje, desorientado temporoespacialmente, inatento si bien no se pueden realizar pruebas para ellos, pero cambia atención a diferentes estímulos. En constante movimiento en su cama. Juicio, praxias y gnosias no son evaluables.

Pares craneales: solo destaca la presencia de flapping lingual, no hay defectos de campo visual, con activación facial conservada y simétrica. Corneales simétricos. Audición gruesamente evaluada y presente. Reflejo faríngeo positivo, motilidad lingual conservada, activación cefálica conservada. Clonías faciales bilaterales no simultáneas.

En lo motor: moviliza las 4 extremidades con sacudidas mioclónicas de localización cambiante a menudo segmentarias, pero en muchas ocasiones multisegmentarias.

No se observa compromiso de la fuerza y el tono; dada su condición, presenta paratonía, los reflejos osteotendíneos están exaltados, siendo vivos y a menudo policinéticos. El reflejo plantar es flexor bilateral. La marcha no es posible de apreciar.

Los reflejos corneales son simétricos y en lo grueso no se observa un defecto sensitivo a ninguna modalidad que llame la atención.

No existen signos meníngeos y el cerebelo en la práctica es imposible de examinar.

e. Exámenes clínicos complementarios

Se muestran en la Tabla 1.

Tabla 1. Exámenes generales pre y posoperatorios.

Examen	Preop	Posop
Creatinina	1,0	2,2
Uremia	23	104
Na	139	143
K	3,9	4,2
Cl	99	104

Otros exámenes: gases en sangre arterial destaca bicarbonato 16; $P°CO_2$ 26; pH 7,31, $P°O_2$: 76, con hemograma en que evidencia anemia microcítica hipocroma discreta con hemoglobina de 10,6 y hematocrito de 36; resto, normal.

Glicemia 104 mg/dl.

Se solicita además tomografía computada (TC) de encéfalo sin contraste que es informada como normal, con atrofia acorde a la edad. Se realiza electroencefalograma estándar que muestra actividad lenta difusa; se intercalan ocasionales puntas de distribución variable, principalmente frontoparietales.

f. Diagnósticos de ingreso

Sindromático

Síndrome confusional.
Síndrome mioclónico.

Topográfico

Encefálico difuso de origen sistémico.

Etiológico

Encefalopatia urémica.

Otros diagnósticos

Falla renal aguda posiblemente prerrenal.

El paciente es manejado en unidad de cuidados intesivos, con manejo de aporte de volumen en forma paulatina, hasta recuperación de función renal y detención del cuadro mioclónico en el curso de 5 días. El cuadro confusional tuvo un carácter regresivo en días hasta el nivel basal previo.

II. Comentario del caso

En términos de conciencia existen dos componentes fundamentales, uno es el despertar (*arousal*) y el segundo es el contenido de conciencia (*awareness*) (1). En este sentido me permitiré hacer un parangón con un sistema eléctrico domiciliario: cuando se corta la energía eléctrica fallará toda la red y ninguna de sus unidades funcionará por separado, mientras que un apagón en un sector o simplemente en una casa del sector es la falla de un contenido y es homologable a la existencia de una lesión focal como se explicita luego. Las fallas que se observan en los compromisos de conciencia tienen que ver con la falla de estructuras como el sistema reticular activante a nivel del tronco cerebral y los núcleos reticulares del tálamo, y estas son responsables del despertar, o bien con fallas del contenido focal (casos primariamente neurológicos) o difusos, esto último en encefalopatías tóxicas o metabólicas en que la falencia está en general en forma difusa a nivel de todo el cortex cerebral. También se puede hablar de "compromiso cuantitativo de conciencia" que es homologable al compromiso del despertar y que puede evolucionar desde el sopor superficial al coma, mientras que el "compromiso cualitativo de conciencia" corresponde a la alteración del contenido. Los cuadros confusionales comienzan, en general, por un compromiso cualitativo de conciencia, que se caracteriza primariamente por una alteración de la atención, pero en la medida que la noxa no es retirada o progresa va a producir un compromiso de tipo cuantitativo.

En un paciente con un cuadro confusional o delirium la disyuntiva inicial es si se trata en sí de un cuadro primariamente neurológico, o bien es un trastorno encefálico difuso secundario a la existencia de alguna noxa que impide el adecuado funcionamiento del encéfalo. Para discernir esta importante pregunta nos debemos circunscribir a la historia de la instalación del cuadro, a la existencia de factores de riesgo y finalmente al examen clínico tanto general como neurológico.

En el caso de un cuadro primariamente neurológico, un cuadro confusional puede ser a causa de una lesión focal, la cual puede ser de origen vascular (isquémica o hemorrágica), un tumor, una lesión traumática o una lesión de origen infeccioso. Cualquiera de ellas puede derivar en confusión o incluso en crisis epilépticas convulsivas o no convulsivas. El hallazgo más importante en los cuadros de naturaleza primariamente neurológica es la presencia de signología neurológica focal, entendiéndose por esto un compromiso motor, sensitivo, de vía cerebelosa, aparición de un movimiento anormal, alteraciones del lenguaje y defectos del campo visual entre los más importantes. En general, no es posible tener un cuadro confusional primariamente neurológico sin la existencia de focalidad, y generalmente esta es notoria, con una paresia severa, un reflejo corneal disminuido o ausente, una afasia o un defecto de campo visual de tipo altitudinal (2).

En cambio en las confusiones de tipo tóxico o metabólicas el cuadro clínico es inespecífico y, como todas las encefalopatías metabólicas, y especialmente cuando se desarrollan rápidamente, pueden producir delirio, ya sea hipoactivo o hiperactivo, ideas delirantes y alucinaciones especialmente visuales. La confusión progresa en la medida que la noxa se agrava, y si bien inicialmente es un trastorno cualitativo de conciencia, puede evolucionar a un compromiso cuantitativo desde el sopor al coma, el cual va seguido por cambios respiratorios y signos neurológicos propios del compromiso de deterioro rostrocaudal. Las convulsiones pueden darse en una encefalopatía metabólica y un ejemplo de ellas es la de la uremia, que puede tener un correlato electroencefalográfico, llegando incluso a un estado epiléptico mioclónico. Las funciones inherentes al tronco cerebral por lo general no se encuentran alteradas, sino hasta un estadio tardío de progresión rostrocaudal, cuando ocurren. Es así como los reflejos pupilares, los movimientos oculocefálicos, el reflejo corneal y el reflejo carinal (respuesta a la succión traqueal con una cánula en la carina) rara vez estarán alterados. Igualmente ocurre con la existencia de focalidad neurológica en lo que llamamos vías largas como la vía piramidal y vía sensitiva, habitualmente no hay compromiso de ellas y es raro, tal vez con la excepción de la encefalopatía hipoglicémica, el hallazgo de alguna focalidad motora, sensitiva o alteración de lenguaje (3). Ocasionalmente puede encontrarse tetania, lo que está relacionado con una hipocalcemia asociada.

Entre otros hallazgos está la presencia habitual de flapping o asterixis con distinta intensidad, pudiendo existir en manos, pies, lengua, extremidades superiores e inferiores e incluso mentoniana en cuadros encefalopáticos severos. Las mioclonías son generalmente de tipo multifocal y asincrónicas, y son más bien características de encefalopatías urémicas y encefalopatías hipóxico-isquémicas como en la de Lance-Adams (4).

En el aspecto general, los pacientes con encefalopatía urémica tienen acidosis e hiperpnea asociada, o sea, tienen una respiración acidótica, con compensación respiratoria de su acidosis metabólica. Por tanto, clínicamente observaremos una taquipolipnea.

El mecanismo fisiopatológico íntimo de esta condición es la acumulación de metabolitos tóxicos entre los que se cuentan la urea, derivados de la guanidina, acetona, derivados de ácidos fenólico e indólico, ácido glucurónico, myoinositol, etc. Todos ellos con una acción principalmente excitatoria de tipo glutamatérgica (5).

Los diagnósticos diferenciales principales incluyen todas las acidosis metabólicas, en que las formas más graves producen la tríada de coma, hiperpnea y bajo bicarbonato (uremia, diabetes, acidosis láctica e ingestión de tóxicos exógenos). De estas, la uremia y el síndrome de Lance Adams provocan por lo general mioclonías multifocales (6), mientras que tetania y convulsiones es posible de observarlas en otros cuadros. También debe considerarse la intoxicación acuosa severa, que debe sospecharse con natremias menores de 120 mEq/l, y se diagnostica con osmolaridad plasmática menor a 260 mOsm/l.

La encefalopatía hipertensiva, por su parte, es la causa más difícil de diferenciar ya que ambas pueden coexistir en un paciente urémico. Ambas pueden producir convulsiones, signos focales, aumento de la presión intracraneana y delirio o estupor. A diferencia de la urémica esta suele provocar signos neurológicos fugaces, papiledema, ceguera cortical, afasia, aumento de proteínas en líquido cefalorraquídeo, y ocasionalmente el TC de encéfalo mostrará alguna lesión como hemorragias petequiales u otros hallazgos del tipo de la encefalopatía posterior reversible (acrónimo en inglés, PRES) que también se puede observar en otras condiciones no necesariamente hipertensivas.

El mayor problema del diagnóstico diferencial es cuando el paciente ha recibido drogas que alteran las funciones del sistema nervioso central o cuando el paciente además de insuficiencia renal presenta insuficiencia hepática.

Esta última encefalopatía se puede instalar lentamente y pasar inadvertida, por eso se debe tener en cuenta la evolución de signos y síntomas. En ella generalmente existe un pródromo de anorexia, náuseas y vómitos y posiblemente prurito, luego viene la etapa de bradicinesia y bradifrenia con desorientación y confusión, menor capacidad de atención, algo de disartria y más tardíamente puede aparecer mioclonus negativo o asterixis, y ocasionalmente ictericia, para finalmente aparecer compromiso cuantitativo de conciencia que de no tratarse llegará al coma hepático.

En el caso expuesto se trata de un paciente que ingresa bien, sin confusión para una cirugía electiva; en el posoperatorio aparece un cuadro confusional que en un paciente anciano podría tratarse de confusión por el cambio de ambiente o por el uso de anestésicos, que son causas frecuentes en pacientes añosos. Sin embargo se trataba de un paciente con elementos de deshidratación leves, en la que aparecen elementos de falla renal con aumento importante de uremia. En el examen resaltaba la presencia de mioclonias asincrónicas y multifocales que se presentan a menudo en los cuadros urémicos; por demás los reflejos osteotendinosos estaban exaltados, lo que es habitual en un cuadro urémico agudo, a diferencia de los cuadros urémicos crónicos que cursan con hipo o arreflexia señalando la presencia de una insuficiencia renal crónica con neuropatía urémica. En este paciente estaba solo el componente agudo. No se encontró focalidad neurológica, lo que hacía poco posible un cuadro neurológico primario. Luego los exámenes de laboratorio no hicieron más que confirmar la existencia de una falla renal aguda, con elevación de la uremia y con un electroencefalograma concordante, elementos que confirmaron el cuadro.

Referencias

1. PLUM F, POSNER J. Pathophysiology of Signs and Symptoms of Coma. En: Posner J, Saper C, Schiff N, Plum F, Editores, *Plum and Posner`s Diagnosis of Stupor and Coma*, Fourth Edition. Nueva York, Estados Unidos. Editorial Oxford University Press Inc, 2007.

2. Sáez-Méndez D, Nogales-Gaete J. Síndrome confusional agudo. En: *Tratado de Neurología Clínica*. Nogales-Gaete J, Donoso A, Verdugo R, Editores. Santiago, Chile, Editorial Universitaria 2005, pp. 35-39.
3. Kuriyama A, Sato K. Hipoglicemic encephalopathy. *cmaj* 2015, 187(14): 437.
4. Freud B, Kaplan PW. Differentiating Lance-Adams syndrome from other forms of postanoxic myoclonus. *Ann Neurol* 2016: 80(6): 956.
5. De Deyn PP, Vanholder R, Eloot S, Gloriex G. Guanidino compounds as uremic (neuro)toxins. *Semin Dial* 2009; 22(4): 340-5.
6. Gadewar P, Acharya S, Kahairkar P, Shukla S, Mahajan SN. Dynamics of Electroencephalogram (eeg) in Different Stages of Chronic Kidney Disease. *J Clin Diagn Res* 2015; 9(3): 25–27.

Caso 10
Primoconvulsión

Gladys Godoy Reyes

I. Historia

a. En quién ocurre la enfermedad

Mujer de 20 años, estudiante de segundo año en instituto profesional, soltera. Hija de padres no consanguíneos, gemela bivitelina, tuvo desarrollo psicomotor normal.

b. Factores de riesgo personales

Sin historia de enfermedades crónicas. Niega uso de medicamentos frecuentes.

No usa drogas ni tabaco. Consumo de alcohol ocasional, en fiestas.

Sin alergias conocidas a fármacos ni alimentos.

Método anticonceptivo progestágenos inyectables.

Sin historia de traumatismos encefalocraneanos ni accidentes mayores.

Antecedentes familiares: Epilepsia en un primo por línea materna y abuelo materno, en su juventud.

c. Situación de consulta

Lugar de consulta: policlínico de neurología del Hospital Barros Luco Trudeau, derivado desde atención primaria. La historia es aportada por la paciente y su madre.

d. Cuadro clínico

Primera parte

Estando en buenas condiciones, mientras desayunaba un día lunes por la mañana, le observan leve inclinación hacia la izquierda en la silla, luego extensión de las cuatro extremidades y tronco con hipertonía generalizada, con la mandíbula apretada, seguida de convulsiones, que eran como "saltos" en el mismo lugar, que la hicieron deslizarse de la silla hasta el suelo. Mientras esto ocurría, no respondía al llamado, tenía semioclusión palpebral con mirada hacia arriba ("ojos blancos"), respiraba ruidosa e irregularmente, adquiriendo cianosis peribucal y luego palidez generalizada. Esto tuvo una duración aproximada de 2 minutos, con salivación espumosa al finalizar.

Posteriormente, la paciente permaneció somnolienta, hipotónica, sin respuesta a los estímulos verbales, recuperando lentamente la coloración de la piel y regularidad de respiración. Después de unos 5 minutos despierta con lenguaje lento y quejándose de dolor de cabeza, sin recordar lo acontecido. Fue llevada al servicio de urgencia local, donde llegó en vigilia y, posterior a una evaluación general, fue derivada a su hogar con indicación de consultar en su centro de salud al día siguiente.

Se interroga a la paciente, quien dice saber del episodio solo por relato de sus familiares. Paciente niega haber presentado alguna sintomatología previa. Tampoco recuerda haber escuchado a sus familiares mientras la atendían ni el traslado al servicio de urgencias, pero sí cuando la examinaba el médico. Al preguntar por los días previos, reconoce que el sábado anterior a ese lunes había participado en una fiesta y además de beber dos cervezas; regresó a su casa muy de madrugada por lo que durmió pocas horas.

e. Examen físico

Signos Vitales

Presión arterial: 110/55 mmHg.
Pulso: 90 lpm.
Temperatura: 36,4°C.
Hemoglucotest: 85 mg/dl.

Examen físico general

Cabeza: Sin lesiones ni deformidades.
Piel: Rosada, sin máculas pigmentadas o hipopigmentadas, hemangiomas ni lesiones solevantadas de piel.
Examen Cardiopulmonar: normal.
Abdomen: sin visceromegalias ni masas. Extremidades con pulsos presentes.

Examen neurológico

En vigilia. Lenguaje estructurado, nomina y comprende órdenes. Orientada en tiempo y espacio. Memoria sin alteraciones.
Pares craneales: Agudeza visual normal. Campo visual conservado a la confrontación. Fondo de Ojo con papilas de bordes netos, pulso venoso presente bilateral. Pupilas isocóricas medias reactivas. Reflejo corneal presente simétrico. Movimientos oculares conservados. Activación fa-

cial simétrica. Audición impresiona conservada, sin nistagmo. Velo del paladar ascenso simétrico, reflejo nauseoso conservado. Movimientos y fuerza de musculatura cervical conservada. Hipogloso normal.
Motor: Fuerza de las cuatro extremidades conservadas, tono y reflejos osteotendíneos conservados y simétricos, reflejo plantar flexor bilateral.
Sensibilidad: táctil, algésica y propioceptiva conservadas.
Cerebeloso: metría y diadococinesia normales.
Signos meníngeos: ausentes.

f. Exámenes clínicos complementarios

Desde atención primaria trae exámenes generales (hemograma, pruebas hepáticas y electrolitos plasmáticos) dentro de límites normales.

Con esta historia y antecedentes se procede a la interrogación dirigida de la paciente y familiar testigo, con el fin de constatar si el episodio es único o si hay alguna sugerencia o evidencia de otros eventos similares o diferentes que ayuden al diagnóstico. Se descartan brusca desconexión del medio o aspecto de desatención tanto en la infancia como actualmente, sin alteraciones de conductas breves y/o autolimitadas asociado a amnesia del evento por parte de la paciente, sin movimientos repetitivos estereotipados de extremidades o faciales ni caídas sin aviso o tropiezo, y tampoco alucinaciones sensoriales repetidas breves previas al evento principal.

Refiere que desde hace aproximadamente dos años, mientras desayuna o cuando estudia en las tardes, presenta movimientos anormales involuntarios, le "saltan" bruscamente los brazos o a veces las extremidades inferiores, los que hacen que bote los objetos que sujeta o derrame líquidos, pero se presentan solo cuando está muy cansada o ha dormido poco, fenómeno interpretable como crisis mioclónicas.

g. Diagnósticos de ingreso

Sindromático

Síndrome Convulsivo.

Topográfico

Encefálico Difuso.

Etiológico

Epilepsia, tipo generalizada con manifestaciones motoras tónico-clónicas y mioclónicas de probable etiología familiar: considera sospecha de epilepsia mioclónica juvenil.

h. Cuadro clínico

SEGUNDA PARTE

Con esta sospecha, se solicita un electroencefalograma (EEG) estándar y una tomografía de encéfalo; además se inicia terapia con Lamotrigina a 12,5 mg por día con indicación de aumentar 12,5 mg por semana, fraccionando cada 12 horas, hasta los 50 mg cada 12 horas y control inmediato en caso de nueva crisis o reacción alérgica cutánea. Se indica no consumir alcohol, no conducir vehículos motorizados de ningún tipo y procurar dormir las horas adecuadas. En un segundo control al mes la paciente no ha tenido repetición de las crisis conocidas ni ha aparecido nueva sintomatología y con exámenes solicitados normales, por lo que se mantiene la indicación del fármaco y se solicita EEG con privación de sueño. Se agrega ácido fólico 5 mg al día, permanente.

A los 2 meses acude a tercer control, en que refiere que ha presentado mioclonías matinales agrupadas, muy ocasionales tras pocas horas de sueño.

El EEG posprivación de sueño describe "Registro organizado en torno a ritmos de morfología y distribución normal. Actividad de sueño etapas I y II. Puntas aisladas de distribución generalizada. No se registran manifestaciones críticas durante el examen". Se indica aumento de Lamotrigina a 100 mg c/12 hrs.

Posteriormente no ha presentado crisis mioclónicas ni convulsivas. Se realizó resonancia magnética de encéfalo que resultó normal, lo mismo que un EEG realizado a un año de control. Se mantienen las indicaciones no farmacológicas mencionadas previamente. Se concluye que cuadro corresponde a Epilepsia generalizada de etiología genética.

II. Comentario del caso

Los pacientes que presentan compromiso de conciencia aunque sea este transitorio y que son llevados a un servicio de urgencia, presentan un desafío para quienes deben realizar la evaluación médica, ya que en muchos casos los síntomas y signos han desaparecido, y el personal de salud debe rehacer el evento basado en la observación de otros, siendo fundamental la adecuada interrogación al paciente y acompañante testigo.

No es infrecuente que tras un evento de alteración de conciencia transitorio, con o sin movimientos anormales y con recuperación *ad integrum* con regreso a la condición basal, los pacientes no consulten inmediatamente, sino hasta un eventual segundo episodio.

En los casos de consulta inmediata o próxima a la "crisis" el rol del examinador incluye la estabilización del paciente evaluando los signos vitales, glicemia capilar y electrocardiograma. Si se encuentra alguna asimetría o signo focal al examen neurológico o si existió trauma, la imagen es fundamental, en que la tomografía puede ser más que suficiente por lo rápido y mayor acceso en urgencias. Posteriormente se debe valorar si la crisis se debe a alguna alteración aguda, ya sea de origen neurológico, sistémico o psiquiátrico, junto a una valoración de la gravedad de esa situación. Aunque el paciente consulte más tardíamente, porque seguramente hubo recuperación completa y no hay sintomatología acompañante, hay que mantener la rigurosidad del interrogatorio detallado y siempre hay que buscar signos de causalidad, sea esta como etiología de epilepsia o de crisis provocada por otro motivo y que al tratar cedan las crisis (Tabla 1). Cuando no se encuentra una causa inmediata de crisis se habla de crisis no provocada.

Se estima que la prevalencia mundial de epilepsia es de 3%, con variaciones en las diferentes regiones del planeta. Sin embargo una crisis aislada puede afectar hasta a un 10% de la población (2).

El riesgo de repetir una crisis no provocada aislada está entre el 25-65% a 4 años y después de la segunda crisis no provocada aumenta al 73%, dependiendo de los hallazgos causales en cada caso. Se sabe que existe un 60% de riesgo si hay lesión en el sistema nervioso central, ya sea tumor, secuela vascular, de enfermedad infecciosa o de trauma craneal, y también si hay un EEG alterado de tipo epileptiforme (3,4,5,6).

La sospecha y diagnóstico de crisis epiléptica son clínicos y se sostiene en la fenomenología del episodio: los síntomas, signos, duración y secuencia en que estos fueron presentándose; es así que conociendo los detalles de lo ocurrido a través de una entrevista ordenada podría ser suficiente para descartar un evento epiléptico. Por ello algunas preguntas son claves y otras, aunque parezca que está todo claro, deben hacerse igual para fortalecer la sospecha diagnóstica ya sea orientando a un cuadro epiléptico o algún otro diagnóstico diferencial.

Los principales diagnósticos diferenciales son síncope, isquemia aguda transitoria, migraña con aura, trastorno de movimiento, trastornos del sueño, hipertensión intracraneana y crisis psicógenas (3,7,8).

Cabe hacer notar que los fenómenos motores, sensoriales y sensitivos o autonómicos en epilepsia tienden a ser positivos, mientras los de procesos agudos vasculares lo son más bien negativos, existiendo ciertas diferencias en duración y secuencias de las alteraciones de movimiento o compromiso de conciencia que ayudan a orientarse en cada uno de estos cuadros (7,9).

La nueva definición operativa de epilepsia de la ILAE (Tabla 2), se actualizó señalando una práctica habitual en el mundo que es diagnosticar epilepsia con solo una crisis, cuando el riesgo de recurrencia se acerque al 60% y no esperar a que se repita corriendo los riesgos de una nueva crisis (4). Esto supone la evaluación clínica completa que incluya todos los antecedentes y exámenes complementarios, de laboratorio, imagen cerebral (al menos una tomografía si la crisis es generalizada, pero idealmente resonancia magnética) y electroencefalograma estándar. Esto debe ser hecho por un médico entrenado, idealmente un neurólogo; no obstante, sobre todo considerando el riesgo de complicaciones si las crisis son convulsivas, con compromiso de conciencia abrupto y caída, o si el tiempo de espera para una evaluación neurológica es inaceptable, un paciente puede recibir tratamiento farmacológico con un anticonvulsivante de primera línea que el médico general o internista maneje y que cubra el tipo de crisis que tiene el paciente, mientras es derivado para evaluación por neurología (5,9).

Tabla 1. Hallazgos del examen físico y su potencial significado diagnóstico, en pacientes con primera crisis (1).

Sistema	Hallazgo	Significado potencial
Aspecto general	Pobre cooperación no concordante, dramatización de los hallazgos.	Comorbilidad psiquiátrica.
Signos vitales	Fiebre.	Crisis aguda por infección (ej, encefalitis).
	Hipertensión.	Síndrome de encefalopatía posterior reversible (PRES).
	Bradicardia / Taquicardia.	Síncope cardiogénico.
Cabeza y cuello	Papiledema.	Compromiso de conciencia o síncope por hipertensión endocraneal. Irritación cortical (trombosis venosa cerebral, meningoencefalitis).
	Herida de lengua o vestíbulo oral.	Por crisis o síncope.
	Laceración o herida craneal o facial.	Caída con compromiso de conciencia.
Sistema cardiovascular	Descenso de sistólica >20 mmHg o diastólica >10 mmHg.	Caída por hipotensión ortostática.
	Soplo cardiaco o arritmia.	Síncope cardiogénico.
	Descenso de PA >50 mmHg o asistolía con masaje carotídeo.	Síncope por hipersensibilidad carotídea.
Sistema respiratorio y gastrointestinal	Tos intensa y persistente.	Síncope por aumento de la presión intratorácica. Síncope tusígeno.
	Hepatomegalia, ictericia, ascitis, eritema palmar, ginecomastia.	Sospecha alcoholismo y crisis por abstinencia.
Sistema músculo esquelético	Fractura de hueso largo.	Caída con compromiso de conciencia.
	Luxación posterior de hombro.	Crisis convulsiva generalizada.
Piel	Rasguños lineales.	Comorbilidad psiquiátrica.
	Marcas de punciones.	Sospecha de consumo de drogas ilícitas y riesgo de infección del SNC.
	Manchas café con leche/ neurofibromas/pecas axilares o inguinales.	Neurofibromatosis.
	Manchas hipomelánicas, fibromas ungueales.	Esclerosis Tuberosa.
	Hemangiomas (color vino tinto).	Síndrome Sturge Weber.
	Telangiectasias piel y mucosas.	Síndrome hereditario hemorragia-telangiectasia.
	Máculas hipopigmentadas en espirales o parches.	Hipomelanosis de Ito.
Sistema Nervioso	Déficit focal (motor, sensitivo, visual).	Lesión cerebral estructural como causa de crisis.
	Atrofia de alguna extremidad.	Injuria cerebral congénita o infantil como causa de crisis.

Tabla 2. Definición clínica operativa de la epilepsia 2014 (ILAE) (5).

La epilepsia es una enfermedad cerebral que se define por cualquiera de las siguientes circunstancias:
1. Al menos dos crisis no provocadas (o reflejas) con > 24 hrs. de separación.
2. Una crisis no provocada (o refleja) y una probabilidad de presentar nuevas crisis durante los 10 años siguientes similar al riesgo general de recurrencia tras la aparición de dos crisis no provocadas (al menos el 60%). Riesgo de recurrencia de una tercera crisis en pacientes con 2 crisis no provocadas, aproximadamente de 60%, es el que se presenta en caso de lesiones estructurales remotas, ECV, infección del SNC, ciertos tipos de traumatismos cerebrales o diagnóstico de síndromes epilépticos específicos o presencia de otros factores de riesgo.
3. Diagnóstico de un síndrome epiléptico.

La elección del fármaco dependerá del tipo de síndrome epiléptico y en caso de no estar claro cuál es, dependerá del tipo de crisis más el tipo de paciente, sexo, edad, y antecedentes de otras patologías, considerando los posibles efectos adversos. Esto determinará el pronóstico y evolución de la enfermedad, considerando adecuado control de las crisis y el cumplimiento del tratamiento por parte del paciente.

Puntualmente, en el caso comentado, la crisis convulsiva fue única y no provocada, descartándose inicialmente con los hallazgos clínicos básicos un evento cardiogénico, hipoglicemia, y con baja sospecha de un cuadro infeccioso generalizado, dado que no tenia fiebre ni signos previos o agudos. Sin embargo, si bien la crisis convulsiva fue única y parecía una primoconvulsión, la paciente refería mioclonías desde un par de meses antes, lo que determino el diagnóstico y el inicio de tratamiento, por el riesgo de recurrencia evidente.

Respecto del fármaco elegido, hay que considerar que la Lamotrigina es un fármaco de amplio espectro, de eficacia equivalente al Ácido Valproico para las crisis generalizadas, pero con menor riesgo de efectos secundarios. Dentro de los más frecuentes que se reportan destacan las reacciones alérgicas, motivo por el que el aumento gradual de dosis es fundamental para menor sensibilización además de ser más seguro en cuanto a teratogenicidad en dosis hasta 250 mg/día. Por otro lado, en toda mujer en edad fértil siempre es necesario recomendar el uso de método anticonceptivo y profilaxis con ácido fólico para disminuir el riesgo de malformaciones del tubo neural en el feto, en caso de embarazo.

Referencias

1. Nowacki TA, Jirsch JD. Evaluation of the first seizure patient: Key points in the history and physical examination. *Seizure* 2017, 49: 54-63.
2. Gavvala JR, Schuele SU. New-Onset Seizure in Adults and Adolescents: A Review. *JAMA* 2016, 316(24): 2657-2668.
3. Jetté N, Wiebe S. Initial Evaluation of the Patient with Suspected Epilepsy. *Neurol Clin* 2016; 34(2): 339-50.
4. Fisher RS, Acevedo C, Arzimanoglou A, Bogacz A, Cross H, Elger J, *et al.* ILAE official report: a practical clinical definition of epilepsy. *Epilepsia* 2014; 55(4):475–82.
5. Ministerio de Salud, Gobierno de Chile. *Guía Clínica* AUGE *Epilepsia Adultos*, 2009.
6. Lawn N, Chan J, Lee J, Dunne J. Is the first seizure epilepsy–and when? *Epilepsia* 2015, 56(9): 1425–31.
7. St. Louis EK, Cascino GD. Diagnosis of Epilepsy and Related Episodic Disorders. *Continuum* (Minneap Minn) 2016, 22 (1): 15-37.
8. Rizvi S, Ladino LD, Hernandez-Ronquillo L, Téllez-Zeńteno JF. Epidemiology of early stages of epilepsy: Risk of seizure recurrence after a first seizure. *Seizure* 2017; 49: 46-53.
9. Ministerio de Salud, Gobierno de Chile. *Guía Clínica* AUGE *Epilepsia Adultos*, 2009.

Sección III

Alteración cognitiva y del lenguaje

Caso 11
Deterioro cognitivo en adulto mayor

Gislaine Lam Esquenazi

I. Historia

a. En quién ocurre la enfermedad

Se trata de un paciente de 63 años, sexo masculino que vive con esposa y 2 hijos, con escolaridad de 3° medio. Diestro. Laboralmente activo que trabaja como ayudante en panadería y pastelería, junto a su esposa. Completamente autovalente hasta un año y medio previo a la presente evaluación.

b. Factores de riesgo personales

Accidente laboral: Trauma mano derecha 2 años antes de la evaluación.
Hipertensión arterial crónica.
No consume alcohol, tabaco ni drogas.
Antecedentes familiares: Padre hipertenso.

Búsqueda dirigida de síntomas y signos pertinentes al caso en momento de la evaluación

Epilepsia (-).
Problemas del metabolismo o del manejo de la glucosa (-).
Movimientos anormales (-).
Trauma y Traumatismo encefalocraneano (TEC): Sin antecedente de TEC.
Depresión: En tratamiento hace 6 meses con Escitalopram.
Problemas en control de esfínteres (-).
Alteraciones conductuales (-).
Episodios de agitación psicomotora (-).
Fenómenos alucinatorios (-).

c. Factores de riesgo comunitarios y ambientales circunstanciales

Sedentario. Tiene escolaridad de tercero medio.

d. Situación de consulta

Consulta para peritaje neurológico en oficina de comisión médica. Los antecedentes de la historia clínica de ingreso fueron aportados por el paciente e informante confiable, en este caso su esposa, que vive y trabaja con él.

e. Cuadro clínico

Primera parte

Paciente de 63 años hipertenso en control y tratamiento con Losartán 50 mg/día, se encuentra en tratamiento con neurólogo por cuadro de trastorno neurocognitivo mayor de un año de evolución, con Memantina 10 mg/día y Escitalopram 10 mg/día.

El paciente trabaja como ayudante de pastelería supervisado por su esposa, que trabaja con él. Ha presentado dificultades para realizar su trabajo expresado en dificultad para la comprensión de instrucciones, pregunta en forma reiterada instrucciones de tareas que antes sí realizaba (desde hace un año aproximadamente). Ha perdido autonomía en algunas actividades de vida diaria, como realizar trámites o tareas complejas en su trabajo, que antes sí realizaba.

En la actualidad maneja dinero con dificultad; desde hace un año su esposa lo acompaña y lo guía para hacer trámites. No conduce vehículo hace un año, antes sí lo hacía.

Primero presentó pérdida de memoria, posteriormente de habilidades ejecutivas (realizar pasos secuenciales en su trabajo, realizar trámites por sí mismo, conducción vehicular). Según su esposa, lo primero que le llamó la atención, dado que trabaja con él, es que no era capaz de seguir instrucciones secuenciales ni recetas de cocina que ya conocía. Preguntaba en forma reiterada qué tenía que hacer y que le recordaran las instrucciones dadas porque se le olvidaban. Posteriormente ha presentado torpeza motora y apraxia de la marcha.

f. Examen físico

Signos vitales

Pulso: 72 por minuto.
P. Arterial: 120/80 mmHg.

Examen físico general

Talla: 1,66 mt.
Peso: 66 kg.

Tipo constitucional: Mesomorfo.
Actitud general: Cooperador.
Postura: Conservada.
Autonomía: Algo disminuida para vestirse y desplazarse.

Examen neurológico

Paciente en vigilia, cooperador, atento, orientado en tiempo parcialmente (no sabe fecha exacta del mes), orientado en espacio. Lenguaje fluente, nomina, repite, comprende órdenes de 1 y 2 comandos. Test del reloj 1 de 3 puntos, Minimental 22/30 pts.
Presenta dificultades en el manejo de herramientas y objetos, se equivoca en secuencias de utilización y en modo de uso de elementos por él conocidos de panadería, sugerente de apraxia ideomotora.
Pares craneales: sin alteraciones.
Fuerza: conservada en 4 extremidades, reflejos osteotendíneos presentes y simétricos.
Reflejos plantares: flexores.
Leve bradicinesia e hipocinesia. Tono muscular conservado.
Sensibilidad: conservada.
Cerebelo: sin alteración.
Marcha: Con apraxia de la marcha.

g. Diagnósticos

Sindromático

Trastorno neurocognitivo mayor.

Topográfico

Encéfalo cortical y subcortical (periventricular) supratentorial.

Etiológico

Trastorno neurocognitivo mayor debido a Enfermedad de Alzheimer (EA).
Enfermedad cerebrovascular.
Demencia mixta: vascular más EA.

h. Exámenes complementarios específicos

Tomografía computada (TC) de encéfalo sin contraste (realizada en relación con esta evaluación): evidencia signos involutivos difusos, mayor amplitud de sistema ventricular, leucoaraiosis (hipodensidad o rarefacción de la sustancia blanca) y lesión isquémica antigua talámica izquierda (Figura 1).

Exámenes: Hemograma, perfil bioquímico, pruebas tiroídeas, niveles de vitamina B12 y examen de orina, normales.

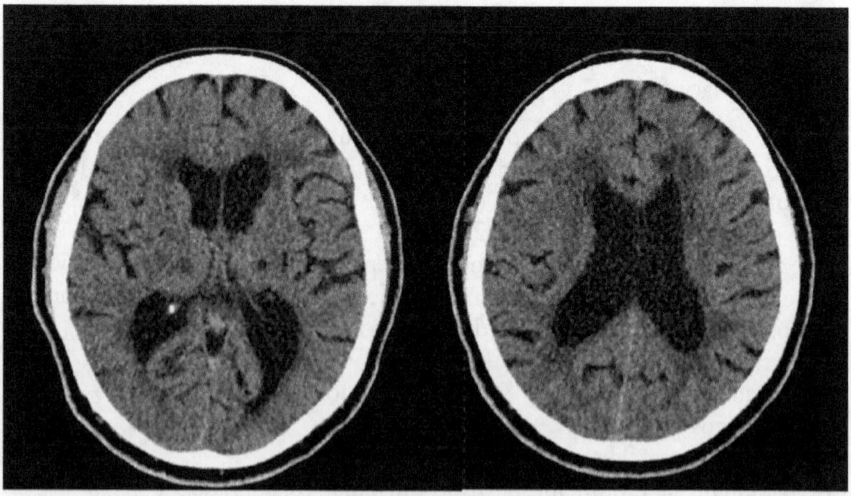

Figura 1. TC de encéfalo sin contraste.

II. Comentario del caso

En los pacientes mayores de 60 años son más frecuentes los trastornos neurocognitivos, que se definen como la pérdida de capacidades cognitivas ya adquiridas (memoria más otra). La diferencia entre el trastorno neurocognitivo menor (antes llamado deterioro cognitivo leve) y trastorno neurocognitivo mayor o demencia, es que en este último los déficits son de cuantía mayor como para interferir en las actividades de la vida diaria (habilidades de vida diaria, familiares, sociales y laborales) (1). También es importante preguntar y consignar síntomas como: "si se le ovidan las cosas, si el paciente sale solo, si maneja dinero, si se viste solo o con ayuda, si deja llaves de agua abiertas, si se le queda la cocina encendida, si traspapela cosas, confunde lugares, pérdida de capacidad para resolver problemas"(2).

Al momento de configurar la historia clínica lo más importante es realizar la entrevista con un familiar confiable, para verificar información; en este caso el paciente ingresó a entrevista acompañado por su esposa; además –en este caso– se destaca que su esposa trabaja con él, ya que se da cuenta de las dificultades que el paciente presenta en su área de trabajo, las detalla muy bien (no es capaz de seguir una receta de cocina que antes sabía, no recuerda instrucciones verbales, le cuesta realizar actividades secuenciales, etc).

No ha habido clínica escalonada de déficits atribuibles a accidentes vasculares, pero sí presenta factores de riesgo vasculares y alteraciones motoras piramidales y extrapiramidadales. En suma, cuadro no se limita a localización cortical temporoparietal, característica de enfermedad de Alzheimer, hay áreas corticales y subcorticales frontales y periventriculares afectadas clínicamente. El paciente controla esfínteres.

No ha presentado síndrome confusional sobreagregado.

Los criterios diagnósticos de un trastorno neurocognitivo mayor se exponen en la Tabla 1. El DSM-5 presenta como criterios de descarte: el paciente no debe estar en contexto de un Delirium, ni bajo efecto de drogas o sustancias. La etiología de la demencia debe ser orgánica, demostrada o presunta, para diferenciarla de cuadros psiquiátricos.

Tabla 1. Criterios diagnósticos propuestos en el DSM-5 para trastorno neurocognitivo mayor (5).

A. Evidencia de un declive cognitivo sustancial desde un nivel previo de mayor desempeño en uno o más de los dominios cognitivos referidos:
1. Preocupación del individuo, de un tercero informado o del facultativo con respecto a un declive sustancial en las funciones cognitivas.
2. Declive en el desempeño neuropsicológico, implicando un desempeño en los tests del rango de dos o más desviaciones estándares por debajo de lo esperado en la evaluación neuropsicológica reglada o ante una evaluación clínica equivalente.
B. Los déficits cognitivos son suficientes para interferir con la independencia (p. ej., requieren asistencia para las actividades instrumentales de la vida diaria, tareas complejas como manejo de medicación o dinero).
C. Los déficits cognitivos no ocurren exclusivamente en el contexto de un delirium.
D. Los déficits cognitivos no son atribuibles de forma primaria a la presencia de otros trastornos mentales (p. ej., trastorno depresivo mayor, esquizofrenia).

En Chile se estima que el 1% de la población total del país presenta algún tipo de demencia, concentrándose fuertemente en las edades más avanzadas de la vida (3). La encuesta nacional de salud 2009-2010 reportó que 10,4% de los adultos mayores presenta un deterioro cognitivo y 4,5% presenta deterioro cognitivo asociado a discapacidad, que alcanza a 16% en los de 80 años y más (3). Como en otros problemas de salud, la mayor prevalencia de demencia se ubica en niveles socioculturales bajos y en población rural. Las demencias se asocian a discapacidad, dependencia y morbimortalidad (3). También es importante consignar nivel de escolaridad, ya que escolaridad baja (menos de 10 años de educación) el riesgo de presentar demencia es mayor. (4)

En el caso clínico corresponde a un paciente de sexo masculino de 63 años, hipertenso en tratamiento; se encuentra en control y tratamiento con neurólogo por cuadro de trastorno neurocognitivo mayor de un año de evolución, toma Memantina 10 mg al día y Escitalopram 10 mg al día por depresión, también hace un año. Si bien existe la "pseudodemencia depresiva", muchas veces coexisten la depresión con los trastornos neurocognitivos. En este caso el paciente se encontraba hace un año en tratamiento con Escitalopram, por lo cual ya cumplió más de 4 semanas, que es el tiempo de inicio de acción de antidepresivos, no observándose elementos clínicos de depresión (anhedonia, labilidad emocional, etc.).

Existen factores de riesgo para desarrollo de demencia, tales como hipertensión arterial o diabetes mellitus, que se asocian de manera consistente con mayor riesgo de desarrollar no solo demencia vascular o demencia mixta, sino que también EA. También factores de riesgo como la historia familiar de demencias similares.

Con respecto a la edad, una mayor proporción de demencias se expresa en personas de 60 años y más, y en el caso de la EA se sabe que después de los 65 años se duplica su prevalencia cada 5 años, afectando a casi la mitad de los mayores de 85 años. (2) El paciente trabaja como ayudante de pastelería supervisado por su esposa. Ha perdido autonomía en algunas actividades de vida diaria, como realizar trámites o tareas complejas en su trabajo. En evaluación clínica, se realiza test del reloj que evidencia 1/3 puntos y minimental 22/30 puntos (valor de corte 27 o menos para screening de demencia). De mucha ayuda son los screening de demencia como Test de Minimental de Folstein, Batería frontal, Test de MOCA (*Montreal cognitive assessment*), Test del reloj, este último bastante fácil de aplicar cuando se dispone de poco tiempo asignado para ver pacientes. De todas maneras es aconsejable realizar evaluación neuropsicológica para objetivar déficit cognitivo, aplicar baterías más extensas como la Figura compleja de Rey, WAIS, evaluar cuadros diferenciales como patología del ánimo (pseudodemencia depresiva, que puede simular una demencia) y además realizar seguimiento. En este paciente también se observa apraxia de marcha.

Las causas de demencia o trastorno neurocognitivo mayor, según DSM-5 pueden ser primarias, secundarias o mixtas (2). Las primarias son las demencias degenerativas, cuyo paradigma es la EA y presupone la mayoría de las causas de demencia entre 60-80% de los casos (6). Otras demencias degenerativas primarias son la demencia por cuerpos de Lewy (en la que observamos Parkinsonismo), Demencia frontotemporal (se presenta en pacientes más jóvenes que la EA, alrededor de los 55 años, pudiendo presentarse variante afásica, conductual o mixta).

Las demencias secundarias suponen una causa subyacente, como por ejemplo: demencia vascular (secundaria a lesiones vasculares), demencia secundaria a enfermedades infecciosas como Neurosífilis, y por virus de inmunodeficiencia humana (VIH), también secundaria a traumatismo encefalocraneano, déficit de vitamina B 12, hipotiroidismo, hematoma subdural en el caso de pacientes mayores, e hidrocefalia del adulto, tumores, entre otras (2).

Es frecuente también que coexista o preceda un trastorno neurocognitivo con un cuadro depresivo, que es importante pesquisar y tratar.

En el caso de este paciente, el estudio por imágenes mediante TC de cerebro evidencia signos involutivos encefálicos, abiotrofia global, leucoaraiosis, lesiones microangiopáticas en sustancia blanca, dilatación de sistema ventricular probablemente ex vacuo, pero con algún componente de hidrocefalia del adulto, no presentando todos los elementos de tríada clínica de Hakim (7) del cuadro anteriormente mencionado (apraxia de marcha, incontinencia urinaria y deterioro cognitivo). Puntualmente en el caso, se derivó a neurocirujano para evaluación. Impresiona que el deterioro cognitivo que presenta el paciente es multifactorial, en mayor medida por etiología combinada de demencia degenerativa más vascular, dadas la clínica y lesiones de carácter irreversible. Desde el punto de vista social se sugiere trámite de pensión de invalidez.

Si bien el diagnóstico de trastorno neurocognitivo mayor o demencia es clínico, considerando la pérdida de memoria más otras funciones cognitivas ya adquiridas, en algunos casos menos frecuentes la clínica puede iniciarse con disfunción ejecutiva o afasia, como algunas variantes de la demencia degenerativa frontotemporal, siendo este deterioro de cuantía suficiente para afectar las actividades de la vida diaria (trabajo, familiares y/o sociales). Como el diagnóstico es sindromático, es importante solicitar exámenes de laboratorio como: hemograma, perfil bioquímico, niveles de vitamina B12 y de vitamina D, perfil tiroideo, en algunos casos electroencefalograma, para descartar otras etiología, potencialmente tratables o combinación de ellas, como en este caso clínico. Respecto del estudio de imágenes, si bien no son necesarias para plantear el diagnóstico clínico de una demencia degenerativa, nos sirven para excluir otras causas de daño cerebral estructural como causa o agravante del trastorno neurocognitivo. En la Tabla 2 se mencionan algunas situaciones clínicas en las cuales es necesario el estudio de imágenes (TC sin contraste).

Tabla 2. Indicaciones de estudio de imágenes en deterioro cognitivo.

Instalación ictal o sospecha de demencia rápidamente progresiva.
Focalidad en el examen neurológico.
Cambio no esperado en el patrón evolutivo.
Deterioro cognitivo en menor de 60 años.
Deterioro cognitivo en pacientes con neoplasias o VIH.
Sospecha de origen estructural del cuadro (vascular, postrauma, tumoral, hidrocéfalo normotensivo).

El trastorno de memoria puro de lenta evolución (sin alteraciones conductuales o movimientos anormales en etapas tempranas) es sugerente de EA.

La Tabla 3 puede ser útil en la práctica clínica para aproximación diagnóstica, citando los criterios de exclusión diagnóstica para enfermedad de

Alzheimer según Dubois *et al.*, para descartar otras etiologías de demencia que no sean EA (8).

Tabla 3. Criterios de exclusión de Enfermedad de Alzheimer según Dubois *et al.* (8).

Por datos de historia clínica	Inicio súbito. Presencia temprana de alguna de las siguientes sintomatologías: trastornos de la marcha, crisis convulsivas o alteraciones conductuales.
Por datos de Exploración	Datos de focalidad en la exploración neurológica. Signos extrapiramidales precoces.
Otras enfermedades médicas que presenten intensidad suficiente como para justificar la pérdida de memoria	Demencia no Alzheimer. Depresión mayor. Enfermedad cerebrovascular. Enfermedades toxicometabólicas. Anomalías en la neuroimagen (T2W o FLAIR) del lóbulo temporal consistentes con enfermedad vascular o infecciosa.

Referencias

1. Fuentes P. Trastornos neurocognitivos en el DSM-5. *Rev Chil Neuro-Psiquiat* 2014; 52 (1), 34-37.
2. Alzheimer's Association. 2018 Alzheimer`s Disease Facts and Figures. *Alzheimer's Dement* 2018. 14(3): 367-429.
3. MINSAL. Plan Nacional de Demencia 2017. Disponible en: https://www.minsal.cl/wp-content/uploads/2017/11/PLAN-DE-DEMENCIA.pdf
4. Sharp ES, Gatz M. Relationship between education and dementia: an updated systematic review. *Alzheimer Dis Assoc Disord* 2011. 25(4): 289-304.
5. López-Álvarez J, Agüera-Ortiz L. Nuevos criterios diagnósticos de la demencia y la enfermedad de Alzheimer: una visión desde la psicogeriatría. *Psicogeriatría* 2015; 5(1): 3-14.
6. Garre-Olmo J. Epidemiología de la enfermedad de Alzheimer y otras demencias. *Rev Neurol* 2018; 66(11): 377-386.
7. Adams RD, Fisher CM, Hakim S, Ojemann RG, Sweet WH. Symptomatic occult hydrocephalus with "normal" cerebrospinal-fluid pressure. A treatable syndrome. *N Engl J Med* 1965; 273: 117-26.
8. Dubois B, Feldman HH, Jacova C, DeKosky ST, Barberger-Gateau P, Cummings J, *et al.* Research criteria for the diagnosis of Alzheimer's disease: revising the NINCDS-ADRDA criteria. *Lancet Neurol* 2007; 6(8): 734-46.

Caso 12
Deterioro cognitivo en adulto joven

Teresa Castillo Cárdenas

I. Historia

a. En quién ocurre la enfermedad

Se trata de una mujer de 23 años, soltera, sin hijos, asistente de educación en escuela rural. Su nivel educacional corresponde a enseñanza superior incompleta (cursó un semestre de la carrera de educación diferencial, tras lo cual congeló). Dominancia diestra. Vive con sus padres (ambos contadores, activos) y su hermano (ingeniero comercial).

b. Factores de riesgo personales

Presenta diagnóstico de esclerosis múltiple remitente recurrente (EMRR) desde el año 2013, que debutó con neuritis óptica izquierda, sin brotes posteriores. Además con trastorno de personalidad cluster B, trastorno ansioso depresivo secundario a enfermedad médica, ambos en control con psiquiatra y psicólogo, infección del tracto urinario recurrente y síndrome de intestino irritable.

Usuaria de Paroxetina (20 mg) un comprimido al día. Con indicación de Clonazepam (0,5 mg) un comprimido cada 12 horas, pero con mala adherencia. Sin tratamiento inmunomodulador, por rechazo de la paciente. Anticonceptivos orales combinados.

Sin alergias. Sin historia de consumo de tabaco, alcohol u otras drogas. No hay antecedente de déficit sensoriales. Sin historia de trastorno de la marcha ni esfinterianos

- Fatiga (+).
- Trauma y TEC (-).
- VIH (-).
- Mesenquimopatías (-).
- Dieta vegetariana (-).
- Antecedentes familiares neurológicos (-).

c. Factores de riesgo comunitarios y ambientales circunstanciales

No existen.

d. Situación de consulta

Consulta privada en Temuco (2019). Datos aportados por la paciente y sus padres.

e. Cuadro clínico

PRIMERA PARTE

Paciente consulta por cuadro de inicio insidioso, de al menos 3 años de evolución, lentamente progresivo, más notorio el último año, caracterizado por fallas atencionales (principalmente en atención mantenida), dificultades en planificación y procrastinación. Sus padres refieren además que le cuesta aprender y retener información, es poco resolutiva, por lo que evita tareas de mayor dificultad. En lo conductual no asume responsabilidades, ánimo fluctuante, dificultad para establecer relaciones personales persistentes en el tiempo. Actividades instrumentales de la vida diaria (AIVD) conservadas.

f. Examen físico

EXAMEN NEUROLÓGICO

Mental: Paciente en vigilia, orientada en tiempo y espacio, sin afasia ni disartria. Pueril. Sin apraxia ideomotora.

Pares craneales: al examen de fondo de ojo papilas pálidas. Defecto pupilar aferente relativo ojo izquierdo. Resto de pares craneales sin alteraciones.

Examen motor: sin paresia, hiperreflexia global supraengrosamiento cervical, clonus aquiliano presente bilateral, espasticidad mayor en extremidad inferior derecha, reflejos plantares flexores.

Examen sensitivo: sin alteración de la sensibilidad táctil algésica, ni vibratoria.

Examen cerebeloso: metría, diadococinesia, sinergia y marcha en tándem sin alteraciones.

Meníngeos: sin rigidez de nuca, ni signos de Brudzinski o Kernig. L'Hermitte negativo.

g. Exámenes clínicos complemementarios

Los principales exámenes de laboratorio se presentan en la Tabla 1.

Tabla 1. Exámenes de Laboratorio.

Examen	Resultado
Hemograma/VHS	Normal
Función hepática	Normal
Glicemia	Normal
Función renal	Normal
Perfil lipídico	Colesterol total 182 mg/dL LDL 93 mg/dL HDL 77 mg/dL TAG 218 mg/dL
Electrolitos plasmáticos	Normales
Pruebas de coagulación	Normales
Orina completa	Normal
Función tiroidea	Normal
VIH-VDRL	No reactivos
Anticuerpos anticardiolipinas anticoagulante lúpico	Negativos
ANA	Positivo 1/160 patrón nuclear homogéneo
AntiDNA-ENA	Negativos
C3-C4	Normales
Niveles de vitamina B12	No se procesaron

Resonancia magnética (RM) de encéfalo y columna cervical del año 2018 (comparada con examen de 2013) presenta aumento en número y extensión de las lesiones en T2 y FLAIR que se distribuyen en la sustancia blanca infra y especialmente supratentorial; en la actualidad estas confluyen a nivel periventricular bifrontal y centro semiovales con afectación de regiones subcorticales, más evidentes en giros frontales ascendentes. La médula espinal sin lesiones focales. Sin captación de gadolinio en encéfalo ni médula.

Se realiza RM de encéfalo en mayo de 2019 para control de enfermedad desmielinizante encefálica, con estabilidad de carga lesional (Figuras 1 y 2) y resolución de focos activos conocidos, con alteraciones en susceptibilidad magnética que pueden representar expresión neurodegenerativa de la enfermedad.

h. Diagnósticos de ingreso

Sindromático

Deterioro cognitivo subcortical.

Topográfico

Compromiso encefálico difuso de predominio sustancia blanca.

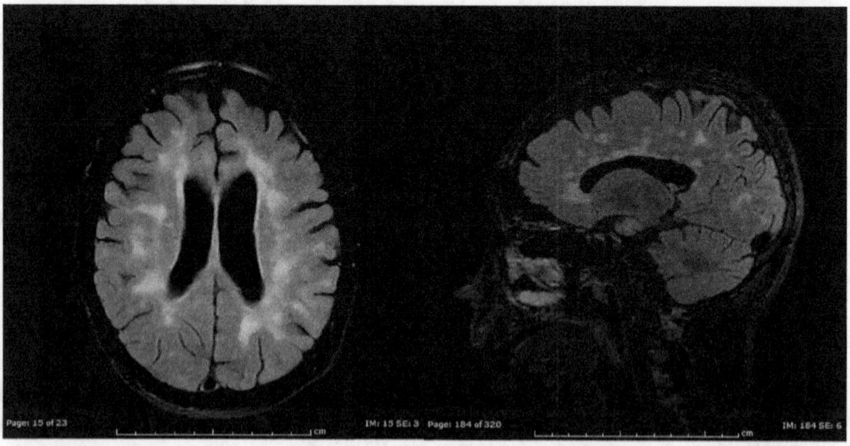

Figuras 1 y 2. RM de encéfalo (mayo 2019). Secuencias FLAIR axial y sagital.

Etiológico

Deterioro cognitivo leve multidominio, secundario a esclerosis múltiple.

i. Exámenes complementarios específicos

En la Tabla 2 se muestra la evaluación neurocognitiva con los dominios afectados.

Tabla 2. Dominios cognitivos afectados.

Dominio	Compromiso
Atención	Leve disminución y rendimiento fluctuante en atención dividida. Fugas atencionales específicas conducentes a errores ejecutivos.
Habilidades visoconstructivas	Disminución de la eficiencia en tareas de copia y proyección tridimensional, cálculo de espacios, profundidad y altura.
Memoria	Fluctuación de eficiencia de memoria de trabajo. Memoria evocativa por vía visual y auditiva disminuida. Memoria semántica disminuida.
Funciones ejecutivas	Vulnerabilidad en las capacidades de comprensión de instrucciones de alta complejidad, de abstracción, habilidades lógico-matemáticas, control motor y sensibilidad a la interferencia.

Esfera Cognitiva: Se identifica disminución de la eficiencia cognitiva global en pruebas de formato tamizaje-*screening*. Una evaluación detallada, pone de manifiesto la disarmonía y heterogeneidad de su perfil, a partir de la conservación y la eficiencia en algunos dominios cognitivos, y el bajo desempeño mostrado en otros, lo que se detalla en la Tabla 2.

Esfera Funcional: No se observa compromiso significativo de su desempeño en actividades de la vida diaria básicas. Sí se observa dependencia leve en actividades de la vida diaria instrumentales (tomar sus medicamentos).

Esfera Conductual: Existiría presencia de sintomatología neuropsiquiátrica de nivel leve a moderado, de regular manejo para la familia, en contexto de trastorno de la personalidad Cluster B.

j. Cuadro clínico

SEGUNDA PARTE

Con los antecedentes descritos se realizó el diagnóstico de deterioro cognitivo (DC) leve multidominio secundario a esclerosis múltiple (EM). La afectación leve de AIVD se relaciona más bien con trastorno del comportamiento que con incapacidad desde lo cognitivo. Se realizó educación a paciente con respecto a su enfermedad, y a la importancia del tratamiento inmunomodulador para disminuir la progresión y avance hacia la discapacidad física e intelectual. También se indicó estilo de vida saludable, con énfasis en ejercicio físico aeróbico regular, estimulación social y neurorrehabilitación con neuropsicóloga.

Paciente tras esto aceptó tratamiento inmunomodulador, indicándose Interferón beta 1-a, que ha recibido sin reacciones adversas significativas. En espera de reevaluación con psiquiatría, con sugerencia de cambio de fármaco antidepresivo.

II. Comentario del caso

La queja cognitiva, entendida como la percepción de deterioro en algún o algunos dominios cognitivos, es un motivo de consulta frecuente en personas mayores, en quienes una vez objetivado el deterioro y descartado causas tratables, se suele establecer como diagnóstico principalmente enfermedades neurodegenerativas o vasculares. Sin embargo, cuando el DC se presenta en personas más jóvenes los algoritmos de enfrentamiento y manejo habitual son insuficientes, dado que se abre un gran espectro de causas infrecuentes, y de expresión infrecuente de enfermedades frecuentes. Si bien hay casos reportados de patología neurodegenerativa en menores de 50 años (enfermedad de Alzheimer de inicio precoz, enfermedad de Parkinson juvenil, enfermedad de Huntington, demencias frontotemporales) su presentación clínica suele ser diferente a aquellas personas con diagnóstico similar de debut tardío, y sus causas suelen tener origen genético más definido cobrando relevancia la historia familiar (1). Asimismo, personas jóvenes no están exentas de padecer enfermedad cerebrovascular isquémica o hemorrágica, especialmente en tiempos en que el debut de enfermedades crónicas que evolucionan con daño endotelial es más precoz. Si sumamos a ello que etiologías como la disección vertebral son proporcionalmente más frecuentes en jóvenes, y puede manifestarse como infartos cerebelosos, de gran impacto en la cognición, frente a queja cognitiva en personas jóvenes debe explorarse esta posibilidad de manera enfática (2,3). En este grupo se hace entonces más evidente la necesidad de tener un alto índice de sospecha y no banalizar el motivo de consulta.

Tomar una detallada historia, con énfasis en quién es el paciente, es el primer paso, dado que en muchos casos los antecedentes personales nos darán la clave del diagnóstico, como es el caso de deterioro cognitivo post TEC (aun cuando haya sido catalogado como leve) (4) en el neuroVIH o en contexto de patologías autoinmunes; o los antecedentes familiares nos orientaran a enfermedades de origen genético (dismielinizantes, neurodegenerativas de inicio precoz, mitocondriales). El uso de fármacos con efecto anticolinérgico podría explicar la queja cognitiva, y la exposición a drogas o tóxicos ambientales también cumplen un rol etiológico. Además, estos antecedentes nos ayudan a formarnos una imagen de la reserva cognitiva, entendida como la capacidad de compensar cambios estructurales cerebrales usando vías alternativas. Luego es necesario detallar las características clínicas del cuadro, su perfil de inicio, evolutividad, y los dominios cognitivos afectados.

El perfil clínico del deterioro cognitivo en personas jóvenes suele ser inusual, existen cuadros de inicio agudo y evolución estacionaria (vascular, post TEC, intoxicación por fármacos o drogas, etc.), cuadros progresivos subagudos (prionopatías, encefalitis autoinmunes, vasculitis cerebrales, dismielinizantes, etc.), de inicio insidioso y lentamente progresivos (neurodegenerativos, relacionados a enfermedades autoinmunes, etc.).

Al contrario de la manifestación en adultos mayores, el perfil clínico en jóvenes suele ser de deterioro subcortical, y la presentación clínica más manifiesta es muchas veces extracognitiva, destacando los trastornos del comportamiento, sueño y afectividad, el compromiso neurológico focal, comicial o trastornos del movimiento, y compromiso extraneurológico, todo lo cual nos ayuda a enfocar el estudio posterior. En este grupo es muy relevante indagar activamente en la esfera psiquiátrica, dado que existen cuadros de deterioro cognitivo asociados a compromiso afectivo (enfermedad de Huntington por ejemplo), cuadros psiquiátricos con manifestaciones cognitivas (depresión) y síntomas afectivos, reactivos o no, en contexto del deterioro cognitivo. Baterías como la escala de Hamilton para depresión y ansiedad pueden ser útiles como primera aproximación.

Tras una buena historia, debe realizarse un prolijo examen clínico, general, neurológico segmentario, y por supuesto neurocognitivo. Este punto es fundamental, dado que es necesario objetivar con instrumentos neuropsicológicos el deterioro, no bastando el reporte del paciente o familiares (5) para establecer el diagnóstico de deterioro cognitivo leve o demencia. Los exámenes complementarios se orientan a buscar causas tratables del deterioro, y estudios específicos según la sospecha clínica. Además de las pruebas de laboratorio general podemos añadir estudios inmunológicos, virológicos, enzimáticos y genéticos. Las neuroimágenes son de regla, y en este grupo en particular debe solicitarse una RM de encéfalo, con protocolos específicos según la sospecha clínica, al igual que el estudio de líquido cefalorraquídeo. El electroencefalograma también tiene utilidad para el diagnóstico etiológico (enfermedad de Creutzfeldt Jakob) y el diagnóstico diferencial (amnesia epiléptica transitoria), la polisomnografía para diagnóstico de síndrome de apnea/hipopnea obstructiva del sueño (SAHOS), y el estudio neurofisiológico apoya diagnósticos específicos (enfermedades dismielinizantes, por ejemplo) (6,7).

El DC en personas jóvenes, entonces, supone un gran desafío, la necesidad de dedicar tiempo a una anamnesis detallada, que derivará en un examen físico y estudios complementarios dirigidos, y que hará la diferencia entre hacer un buen diagnóstico o no. En este grupo, dada la gran variedad de causas, la mayoría infrecuentes, cobra especial relevancia el adecuado y ordenado pensamiento neurológico, poner los acentos donde corresponda, y solicitar estudio en consecuencia.

Nuestro caso se podría resumir como mujer joven, con antecedente de enfermedad autoinmune desmielinizante (EM), que presenta cuadro de inicio insidioso, y progresivo, de deterioro cognitivo multidominio, y trastornos del comportamiento, sin afectación significativa aún de su funcionalidad.

La EM se asocia a deterioro cognitivo en 43-70% de los pacientes en algún punto de su evolución, afectando principalmente la velocidad de procesamiento de la información, memoria, atención, funciones ejecutivas, y visuoperceptivas (8,9). Si bien el tiempo de evolución y la edad son factores pronósticos, en el caso de nuestra paciente, el rechazo al tratamiento inmunomodulador habría jugado un rol en la aparición precoz de estos compromisos. Asimismo, el uso de un fármaco con efecto anticolinérgico (Paroxetina) en alguien con daño estructural cerebral podría acentuar los síntomas cognitivos. Este caso ejemplifica la necesidad de escuchar al paciente con queja cognitiva, realizar evaluaciones racionales e insistir en el manejo integral de pacientes en riesgo, con énfasis en estilo de vida y tratamiento de la causa específica, en este caso, inmunomodulador. La opción por presentar este caso donde el deterioro cognitivo es algo esperable por su patología de base (EM) busco enfatizar dos aspectos: el primero, la importancia de no omitir el proceso de búsqueda de otras causas o factores agravantes del DC especialmente aquellas potencialmente tratables. Lo segundo, si bien en este caso el deterioro era evidente en la vida diaria y en evaluaciones con pruebas de tamizado-screening de DC estándares, es importante señalar que existen baterías específicas para EM que tienen una mayor sensibilidad como la batería neuropsicológica de Rao, que se emplea en el seguimiento regular de pacientes con esta enfermedad (9).

Referencias

1. Moreno S, Buriticá O, Franco A, Pineda N, Arias W, Sepúlveda D, *et al.* Alteraciones cognitivas en Parkinson Juvenil causado por la mutación C212Y en el gen Parkin. *International Journal of Psychological Research* 2010; 3(2): 55-62.
2. Schaapsmeerders P, Maaijwee NA, Van Dijk EJ, Rutten-Jacobs LC, Arntz RM, Schoonderwaldt HC, *et al.* Long-term cognitive impairment after first-ever ischemic stroke in young adults. *Stroke* 2013; 44(6): 1621-8.
3. Malm J, Kristensen B, Karlsson T, Carlberg B, Fagerlund M, Olsson T. Cognitive impairment in young adults with infratentorial infarcts. *Neurology* 1998; 51(2): 433-40.
4. McInnes K, Friesen CL, MacKenzie DE, Westwood DA, Boe SG. Mild Traumatic Brain Injury (mTBI) and chronic cognitive impairment: A scoping review. *PloS ONE* 2017; 12(4): e0174847.
5. American Psychiatric Association. *Diagnostic and Statistical Manual of Mental Disorders*, Fifth edition: DSM-5. Washington: American Psychiatric Association, 2013.
6. Rossor MN, Fox NC, Mummery CJ, Schott JM, Warren JD. The diagnosis of young-onset dementia. *Lancet Neurol* 2010; 9(8): 793-806.
7. O'Malley M, Parkes J, Stamou V, LaFontaine J, Oyebode J, Carter J. Young-onset dementia: scoping review of key pointers to diagnostic accuracy. *BJPsych Open* 2019; 5(3): e48.
8. Grzegorski T, Losy J. Cognitive impairment in multiple sclerosis – a review of current knowledge and recent research. *Rev Neurosci* 2017; 28(8): 845-860.
9. Nogales-Gaete J, Aracena R, Díaz V, Zitko P, Eloiza C, Cepeda-Zumaeta S, *et al.* Evaluación neuropsicológica en 129 pacientes chilenos con esclerosis múltiple recurrente remitente previo al inicio de fármacos inmunomoduladores. *Rev. Med. Chile* 2012; 140(11): 1437-1444.

Caso 13
Inatención en adulto joven

Claudio Eloiza Concha

I. Historia

a. En quién ocurre la enfermedad

Hombre de 32 años, ingeniero en ejecución informática, soltero, vive con pareja, sin hijos. Escolaridad: educación universitaria completa. Es hijo menor de tres hermanos.

b. Factores de riesgo personales

Sin patologías crónicas conocidas. No utiliza fármacos. Consume alcohol en fines de semana, fuma 5 cigarrillos/día, consumo de marihuana 1-2 veces por mes desde hace 3 años.

c. Factores de riesgo comunitarios y ambientales circunstanciales

No existen.

d. Situación de consulta

Consulta neurológica privada. Historia clínica aportada por paciente con colaboración de pareja.

e.- Cuadro clínico

Primera parte

Motivo de consulta: "Problemas de concentración".

Paciente refiere que desde larga data presenta problemas para "concentrarse y de memoria" en las actividades de la vida diaria (AVD) y en trabajo. Siempre se ha considerado distraído y desorganizado. Ha tenido errores importantes en su trabajo, dado que no termina las labores encomendadas.

Ha sido despedido en dos oportunidades de trabajos en relación con ausentismo y errores laborales (fue despedido de empresa de programación en julio 2018 por inasistencia laboral). Además, en lo personal, ha extraviado en tres ocasiones el teléfono móvil en los últimos 2 años, olvida dónde deja objetos (ejemplo: las llaves).

La pareja, con quien vive hace 8 años, aporta que en el ámbito hogareño el paciente tiene un temperamento tranquilo, pero "deja todo inconcluso", "se le deben reiterar las tareas encomendadas", "llega atrasado a todos lados" y "cuando se le habla pareciera que no estuviera presente".

En la época escolar refiere que repitió 3 cursos (uno en enseñanza básica y dos en enseñanza media). Su rendimiento escolar "era bueno cuando estudiaba, con promedio general sobre 6, pero le aburría hacerlo", "muchas veces, al estudiar, se distraía y hacía las cosas sin pensar". No tuvo problemas de comportamiento ni disciplina en salas de clases, ni historias de peleas; tampoco utilizó drogas en edad escolar. En la etapa universitaria extendió la duración de la carrera en 2 años por problemas de rendimiento (total 6 años). Jamás consultó con médico por esta condición, aun cuando fue sugerido por profesores en la época escolar.

Dirigidamente, no refiere déficits auditivos o visuales previos o actuales, como tampoco alteraciones del ánimo (aunque reconoce presentar momentos de ansiedad en relación con sobrecarga laboral); no hay problemas del sueño, movimientos anormales o episodios de desconexión con el medio.

f. Examen físico

Signos vitales

Presión arterial: 120/75.
Pulso: 64 lpm.
Temperatura: 36.5°C.

Examen físico general

En buenas condiciones generales, eutrófico, bien hidratado.
Cabeza: sin alteraciones.
Cuello: sin aumentos de volumen, sin adenopatías, carótidas sin soplos.
Corazón: RR2T sin soplos.
Tórax: murmullo pulmonar presente, sin ruidos agregados.
Abdomen: blando, indoloro, sin masas ni visceromegalias.
Extremidades: sin lesiones, pulsos presentes, sin edema.

Examen neurológico

Vigilia espontánea, atento, orientado temporal, espacial y situacionalmente.

Lenguaje sin alteraciones. Examen de memoria (reciente y remota) normal. Gnosias y Praxias sin alteraciones. Cálculo conservado. Juicio normal.
Pares craneales: sin alteraciones.
Motor, cerebelo y marcha normal, trofismo, fuerza, tono y reflejos osteotendíneos normales, reflejos plantares flexores. Metría, sinergia y diadococinesia conservadas.
Sensibilidad: sin déficit en ninguna de las modalidades.
Sin signos de irritación meníngea ni radicular.

g. Diagnósticos

SINDROMÁTICO

Síndrome de inatención sin hiperactividad.

TOPOGRÁFICO

Circuito Frontoestrial.

ETIOLÓGICO

Trastorno por Déficit Atencional.

h. Exámenes complementarios específicos

Con esta hipótesis diagnóstica se plantea como estudio: exámenes de laboratorio sanguíneos, electroencefalograma (EEG) sin privación de sueño, evaluación por psiquiatría y batería neuropsicológica.

- Exámenes de laboratorio: hemograma, perfil bioquímico y examen de función tiroidea normales.
- EEG: registro organizado en torno a ritmos de morfología y distribución normal, sin actividad paroxística.
- A la evaluación psiquiátrica descarta trastorno de personalidad o del ánimo, con diagnóstico de Trastorno Ansioso leve reactivo.
- Informe neuropsicológico: Es realizado incluyendo Conners Adult ADHD Rating Scale y la Adult ADHD Quality-of-Life Scale. Dentro de la evaluación se descarta una discapacidad intelectual de base, concluyéndose trastorno por déficit atencional con presentación predominante con falta de atención (Clasificación DSM-5).

i. Cuadro clínico

SEGUNDA PARTE

Con la información obtenida de los estudios, en especial de la evaluación psiquiátrica y batería neuropsicológica, se concluye Trastorno por Déficit Atencional. Se deriva para manejo con Psicoterapia dirigida a manejar cuadro ansioso, estrategias de organización y planificación, además de terapia farmacológica no estimulante (por opción del paciente).

En controles posteriores (2, 4 y 6 meses de terapia) paciente y pareja refieren mejor rendimiento en el funcionamiento general, tanto en el aspecto laboral como de AVD.

II. Comentario del caso

El trastorno por déficit atencional (TDA) o también llamado desorden de déficit atencional/hiperactividad es un trastorno del neurodesarrollo que afecta tanto a niños como adultos. Los síntomas principales del cuadro incluyen inatención e hiperactividad/impulsividad que provocan una alteración funcional que afecta negativamente las AVD de los pacientes y de aquellos que los rodean, pudiendo persistir en la vida adulta.

En mayores de 18 años tiene una prevalencia de entre el 5-8% de la población general, con una alta carga genética y cierta predominancia en hombres de 1,5:1 (en infancia 3-4:1).

Históricamente, se planteaba que era un cuadro limitado a la infancia y adolescencia, lo que provocaba que aquellos portadores adultos no tuvieran el manejo pertinente, dificultando su adaptación social y familiar, aumentando el riesgo de patologías psiquiátricas (por ejemplo, trastornos depresivos), problemas económicos, abuso de sustancias y delincuencia. Se sabe que el 70% de los niños con TDA lo mantendrá en la adultez y un 15% de ellos con sintomatología idéntica a la infancia (1,2).

A nivel etiopatogénico los mecanismos involucrados no están completamente aclarados, pero probablemente sea de carácter multifactorial, incluyendo factores genéticos, pre y perinatales, tóxicos, dietarios y psicosociales. Estudios neuroanatómicos y fisiopatológicos plantean un compromiso de vías dopaminérgicas, serotoninérgicas y glutamatérgicas, tanto en corteza premotora, córtex superior prefrontal y principalmente circuito frontoestrial (3).

Desde el punto de vista diagnóstico, no se dispone de ninguna prueba con suficiente especificidad y sensibilidad que permita establecerlo, considerándose que el diagnóstico es eminentemente clínico. Una de las dificultades que se presentaban previamente para establecer el cuadro es que los criterios utilizados habitualmente como el DSM-4 y el CIE-10 fueron diseñados solo para niños, lo que ha sido corregido en la nueva versión del DSM del año

2013 (DSM-5), considerándose tres subcategorías: presentación predominante con falta de atención, presentación predominante hiperactiva/impulsiva y presentación combinada (4).

En general, los estudios complementarios tienen por objeto descartar los diversos diagnósticos diferenciales (DD) y el manejo de otras causas potencialmente tratables (5,6). Así por ejemplo, los estudios de imágenes se sugieren en aquellos pacientes con examen neurológico alterado o se sospeche de lesión estructural encefálica.

A modo de resumen, se puede señalar que los diferentes DD pueden agruparse tanto en patologías psiquiátricas como no psiquiátricas.

En el grupo de patologías psiquiátricas (observados en general en todas las edades), los trastornos ansioso-depresivos y de personalidad son los de mayor frecuencia encontrados y deben sospecharse sobre todo en pacientes en que predominen la hiperactividad, impulsividad, descontrol de impulsos o un evidente cuadro ansioso y/o anímico.

Dentro de las patologías no psiquiátricas, en pacientes jóvenes los cuadros que más frecuentemente se observan son los epilépticos, principalmente epilepsias focales complejas y tipo ausencias (importante el interrogatorio en la búsqueda de episodios de desconexión del medio y/o automatismos), discapacidad intelectual (sospechada en todo paciente con retardo del desarrollo psicomotor) y trastornos del aprendizaje; mientras que en mayores de 50 años se encuentran las patologías metabólicas y el inicio de un síndrome demencial.

El siguiente listado resume los DD más frecuentemente observados:

- Discapacidad intelectual / Trastornos del Aprendizaje.
- Epilepsia.
- Alteraciones metabólicas (Disfunción tiroidea, hipoglicemia).
- Déficit visual y/o auditivo.
- Secuelas de traumas encefálicos.
- Trastornos del sueño.
- Síndrome Demencial inicial.
- Trastornos del ánimo y/o ansiedad.
- Abuso de sustancias ilícitas.
- Trastornos de personalidad.
- Trastorno del espectro del Autismo y relacionados.

Por otro lado, junto a la historia clínica puede ser necesaria una evaluación neuropsicológica que permita complementar la valoración psiquiátrica (si corresponde), además de otorgar valoración y categorización objetiva del cuadro mediante una serie de escalas y encuestas auto y heteroaplicadas. Existen varias disponibles en español, con diferentes valores predictivos, además de tener la ventaja que incluso pueden ser administradas en Atención Primaria (7). En la Tabla 1 se señalan las más frecuentemente utilizadas.

Tabla 1. Instrumentos de uso frecuente en evaluación en TDA.

Entrevista diagnóstica del TDAH en adultos (DIVA 2.0).
Entrevista para TDAH de Barkley.
ADHD Rating Scale-IV.
ADHD Symptom Rating Scale.
Conners Adult ADHD Rating Scale (CAARS).

Con respecto al manejo, el objetivo principal del tratamiento es la mejoría de los síntomas, erradicar (o disminuir) los problemas de comportamiento, en caso de que existan, y optimizar la capacidad funcional en las AVD. De esta forma el enfrentamiento es multimodal, incluyendo fármacos, intervenciones psicológicas y de comportamiento, además de educación al núcleo familiar/social. Dentro del espectro medicamentoso, considerando los efectos farmacológicos y mecanismos de acción de las diferentes terapias, en líneas generales se disponen de 2 grupos principales de fármacos: los psicoestimulantes (Metilfenidato y Lisdexanfetamina) y los no estimulantes (Atomoxetina), ambos responsables de un aumento en la efectividad de la actividad catecolaminérgica cerebral, en especial la dopaminérgica y noradrenérgica.

Los primeros son la línea inicial de uso, ya que, junto con mejorar la sintomatología, también suelen tener efecto en los problemas cognitivos, de autoestima, humor y funcionamiento general, además de disminuir el riesgo de abuso de sustancias. Por otro lado, los no estimulantes tienen mayor efecto en mujeres, sobre todo en aquellas con importantes síntomas emocionales e impulsividad. (8,9).

En el aspecto de la psicoterapia, junto a una importante psicoeducación, existen diversas estrategias de enfrentamiento: terapias cognitivoconductuales, terapias y entrenamiento familiar, manejo del estrés, etc. (10).

Por considerarse una condición neurobiológica permanente del paciente, las terapias deben mantenerse por un largo plazo referidas a su duración, sopesando respuesta y potenciales reacciones adversas.

Entrecruzando lo señalado con el caso expuesto, según los criterios actuales del DSM-5, el paciente puede ser diagnosticado como portador de un trastorno por déficit atencional del tipo predominante con falta de atención. Puntualmente en este caso, se utilizó terapia no estimulante (por decisión del paciente) asociada a psicoterapia, con buena adherencia a ambos esquemas terapéuticos. Aunque el uso de marihuana en TDA es un tema en discusión, sobre todo por el potencial riesgo de empeoramiento de inatención e impulsividad (11), se sugirió suspender consumo.

Como conceptos finales podemos señalar que el diagnóstico de TDA, como en otras áreas de la Neurología, es fundamentalmente clínico, siendo necesario un estudio complementario para establecer diagnóstico diferencial y descartar otras causas potencialmente tratables. Actualmente se sugiere terapia dual farmacológica-psicológica con el objeto de mejorar la respuesta terapéutica, y como se señaló previamente, que debe mantenerse por un largo plazo por considerarse una condición neurobiológica permanente del paciente.

Referencias

1. De Graaf R, Kessler RC, Fayyad J, Ten Have M, Alonso J, Angermeyer M, *et al.* The prevalence and effects of adult attention-deficit/hyperactivity disorder (ADHD) on the performance of workers: results from the WHO World Mental Health Survey Initiative. *Occup Environ Med.* 2008; 65(12): 835-42.
2. Kessler RC, Adler L, Barkley R, Biederman J, Conners CK, Demler O, *et al.* The prevalence and correlates of adult ADHD in the United States: results from the National Comorbidity Survey Replication. *Am J Psychiatry* 2006; 163(4): 716-23.
3. Rubia K, Alegría AA, Brinson H. Brain abnormalities in attention-deficit hyperactivity disorder: a review. *Rev Neurol.* 2014; 58 (1): 3-16.
4. American Psychiatric Association. *Diagnostic and Statistical Manual of Mental Disorders,* Fifth edition: DSM-5. Washington: American Psychiatric Association, 2013.
5. Gentile JP, Atiq R, Gillig PM. Adult ADHD: Diagnosis, Differential Diagnosis, and Medication Management. *Psychiatry* (Edgmont) 2006; 3(8): 25-30.
6. Magnin E, Maurs C. Attention-deficit/hyperactivity disorder during adulthood. *Rev Neurol* (Paris) 2017; 173(7-8): 506-515.
7. Ramos-Quiroga JA, Chalita PJ, Vidal R, Bosch R, Palomar G, Prats L, *et al.* Diagnosis and treatment of attention deficit hyperactivity disorder in adults. *Rev Neurol.* 2012; 54 (1): 105-15.
8. Faraone SV, Spencer T, Aleardi M, Pagano C, Biederman J. Meta-analysis of the efficacy of methylphenidate for treating adult attention-deficit/hyperactivity disorder. *J Clin Psychopharmacol* 2004; 24(1): 24-9.
9. Spencer T, Biederman J, Wilens T. Nonstimulant treatment of adult attention-deficit/hyperactivity disorder. *Psychiatr Clin North Am* 2004; 27(2): 373-83.
10. Knouse LE, Safren SA. Current status of cognitive behavioral therapy for adult attention-deficit hyperactivity disorder. *Psychiatr Clin North Am.* 2010; 33(3): 497-509.
11. Dalsgaard S, Mortensen PB, Frydenberg M, Thomsen PH. ADHD, stimulant treatment in childhood and subsequent substance abuse in adulthood - a naturalistic long-term follow-up study. *Addict Behav.* 2014; 39(1): 325-8.

Caso 14
Afasia de inicio súbito

ARTURO MARTÍNEZ GONZÁLEZ

I. Historia

a. En quién ocurre la enfermedad

Se trata de una mujer de 46 años, secretaria administrativa en empresa exportadora de fruta, casada, 3 hijos. Tiene escolaridad de educación media completa y estudios de secretariado en un Instituto Profesional. Autovalente previamente al cuadro.

b. Factores de riesgo personales

Intervenida una semana antes de ingreso: Histerectomía por metrorragias y miomatosis uterina. Se le indicó analgésico antinflamatorio y profilaxis de trombosis venosa según protocolo con heparina de bajo peso molecular y medias elásticas, alta a su casa al tercer día, con indicación de reposo relativo y analgesia en caso de dolor (Ketoprofeno 50 mg cada 8 horas oral).

Sin historia de abortos ni terapia de reemplazo hormonal. Sin enfermedades neurológicas personales y tampoco familiares.

Factores de riesgo cardiocerebrovascular (-).

Medicamentos: no toma habitualmente. Sin alergias conocidas. No consume tabaco, alcohol ni drogas ilícitas.

c. Situación de consulta

Servicio de Urgencia (SU) de Hospital San Camilo de San Felipe. Datos aportados por el cónyuge.

d. Cuadro clínico

PRIMERA PARTE

Previamente asintomática, traída por esposo, quien al despedirse para salir a trabajo a las 07:30 am, nota que a la paciente le cuesta hablar, no logra decir alguna palabra que se entienda. Aprecia que ella esta angustiada. Se acostaron la noche anterior aproximadamente a las 22 horas, refiere que ella tomó un analgésico por dolor en hipogastrio que asumieron relacionado a su reciente cirugía. No puede estar seguro si se levantó por la noche. No presentó mayores molestias poscirugía ni en los días que llevaba en casa. Por el cuadro descrito, se trasladan por sus medios al servicio de urgencias del Hospital San Camilo de San Felipe.

e. Examen físico

Signos vitales

Presión arterial: 175/105.
Pulso: 94 por minuto.
Temperatura: 36,5°C axilar.
Saturación de O2 ambiental: 96%.
Peso: 64 kg.
Talla: 152 cm.
Índice de Masa Corporal (IMC): 27,7 (Sobrepeso).

Examen físico general

Hidratada.
Cabeza: sin alteraciones.
Cuello: sin aumento de volumen y sin soplos.
Tórax: murmullo pulmonar presente, sin ruidos agregados, corazón RR2T sin soplos.
Abdomen: blando depresible, sin dolor, ruidos presentes, herida de laparotomía de Pfannenstiel en fase de cicatrización precoz, limpia sin secreciones.
Extremidades: pulsos pedios presentes, leve edema de ambos pies. Pequeñas equimosis en zonas de punción antebraquial y dorso mano izquierda. Sin várices.

Examen neurológico

Nivel de conciencia: Paciente en vigilia, orientación temporoespacial no evaluable. Lenguaje no fluente. No repite ni nomina. Comprende órdenes simples, asiente con la cabeza. No es capaz de escribir. No se exploran series ni cálculos matemáticos. No se evaluó Gnosias, Praxias ni Memoria.
Pares craneales: Destaca leve paresia facial central derecha. Resto dentro de límites normales
Motor: Paresia fasciobraquial derecha M4. Leve hipotonía de extremidades a derecha, con trofismo muscular conservado. Reflejos osteotendíneos discretamente disminuidos a derecha. Reflejo Maseterino presente. Au-

sencia de reflejos arcaicos. Reflejos cutaneoabdominales presentes simétricos. Reflejos plantares flexores (bilateral).
Sensibilidad: táctil y algésica conservada. Sensibilidad baroestésica, paliestésica y batiestésica no evaluada.
Cerebelo: Metría normal.
Signos meníngeos: ausentes.

f. Exámenes clínicos complementarios

Hemograma, Perfil bioquímico, electrolitos plasmáticos y pruebas de coagulación dentro de límites normales.

g. Diagnóstico de ingreso

Sindromático

Trastorno del lenguaje: afasia de expresión.
Síndrome piramidal derecho.

Topográfico

Lóbulo frontal izquierdo.

Etiológico

Ataque cerebrovascular.

h. Exámenes complementarios específicos

Tomografía computada de encéfalo sin contraste realizada a los 45 minutos del ingreso. No muestra alteraciones. En especial no se aprecian signos de pérdida de diferenciación de densidad de la corteza con la sustancia blanca subcortical, así como tampoco signo de la cuerda de la arteria cerebral media izquierda, o signos de trombosis de senos venosos durales. No se ven lesiones hemorrágicas ni procesos expansivos.

i. Cuadro clínico

SEGUNDA PARTE

Es hospitalizada en la unidad de tratamiento Intermedio. Se efectuó estudio de fuente embólica, cuyos resultados más relevantes se indican en Tabla 1.

Tabla 1: Exámenes complementarios.

Estudio	Resultado
AngioTC de vasos cervicales y cerebrales (realizada a los 90 minutos del ingreso).	Lesión isquémica frontal cortico-subcortical, sin estenosis carotídeas, ausencia de contraste rama distal de la arteria cerebral media izquierda (M3).
Holter de arritmias 24 horas.	Ritmo sinusal durante las 24 horas, sin extrasístoles.
Ecocardiograma transtorácico con test de burbujas.	Cavidades de tamaño normal, válvulas de aspecto normal, función del ventrículo izquierdo conservada. Positivo para presencia de foramen oval permeable (FOP).
AngioTC de tórax.	Sin signos de embolía pulmonar.
Ecotomografía de vasos venosos de extremidades inferiores.	Sin signos de trombosis venosas profundas.

Al ingreso se indicó ácido acetilsalicílico (AAS) 250 mg diarios, Atorvastatina 80 mg al día. Con los datos de las tomografías y el ecocardiograma se decidió iniciar tratamiento anticoagulante oral con acenocumarol, suspendiendo el AAS. Evoluciona favorablemente con regresión de la paresia facial central y braquial derechas y con recuperación significativa del lenguaje. Se dio alta a los 7 días con indicación de control en neurología, cardiología, fonoaudiología y fisiatría, con los siguientes diagnósticos de egreso:

1. Ataque cerebrovascular isquémico territorio superficial anterior de la arteria cerebral media izquierda.
2. Afasia de Expresión (Broca) y Hemiparesia derecha (M4).
3. Embolia paradojal.
4. Foramen Oval Permeable (FOP).

II. Comentario del caso

Las dificultades para comunicarse pueden tener distintos orígenes, como las disartrias, los déficits sensoriales, otros déficits cognitivos, de neurodesarrollo y las afasias, situaciones que al neurólogo que enfrenta un paciente pueden ser difíciles de diferenciar, y que tienen causas, pronósticos y tratamientos diversos. La adecuada historia y el meticuloso examen clínico permiten distinguir unas de otras. En primer lugar hay que diferenciar si se trata de un trastorno del lenguaje (afasia) o de la articulación de la palabra (disartria) (1).

Existen muchas definiciones para afasia (2), pero todas tienen en común que es un trastorno del lenguaje en una persona que previamente podía hablar con normalidad, causado por una lesión cerebral (3,4). El trastorno afásico se caracteriza por trastornos en la emisión de los elementos sonoros del habla (parafasias), déficit de la comprensión y trastornos de la denominación (anomia). Puesto que es una pérdida del lenguaje, se ven afectadas las otras modalidades lingüísticas, por ejemplo el lenguaje escrito, lectura, claves Morse o de señales en sordomudos. En la disartria está alterada la capacidad para articular las palabras, y por lo tanto la comprensión y escritura están conservadas.

Las afasias se pueden diferenciar desde el punto de vista clínico en diferentes tipos (5), en las cuales deben valorarse la fluencia, la capacidad de repetición, la comprensión de órdenes, la nominación, además de explorar la escritura y la lectura. Clásicamente se han dividido en dos grandes grupos, las fluentes y las no fluentes, a las que se añaden las otras características según la capacidad de repetición y comprensión, lo que permite diferenciarlas (Tabla 2).

Tabla 2. Características clínicas y tipos de afasia.

Caracteristicas Clínicas			Tipos de Afasia
No fluente	Repite	Comprende	Transcortical motora
		No comprende	Transcortical mixta
	No repite	Comprende	Broca
		No comprende	No fluente mixta
			Global
Fluente	Repite	Comprende	Anómica
		No comprende	Transcortical sensorial
	No repite	Comprende	Conduccion
		No comprende	Wernicke

La clasificación de las afasias es importante por su correlato anatómico, lo que le permite al clínico orientarse a la más probable localización de la lesión neuronal (6,7,8), aunque las neurociencias han mostrado una mayor variabilidad en las regiones corticales y de las conexiones que participan en el lenguaje (9), contenido que excede con mucho el propósito de la revisión de este caso clínico.

La afasia de Broca se caracteriza por una falta de fluidez, el paciente no es capaz de repetir, pero la comprensión está conservada y se la ha localizado en el área de Broca, que en la mayoría de las personas diestras se ubica en el hemisferio izquierdo en el giro frontal inferior (10). La afasia de Wernicke se caracteriza por ser fluente con presencia de parafasias, y la repetición junto a la comprensión están alteradas. Su localización más frecuente está en el giro temporal posterosuperior (11). La afasia global se produce por lesiones extensas que comprometen tanto la región frontal como la temporal, y en estos casos son no fluentes, los pacientes no comprenden ni repiten.

La causa más frecuente de afasia es el daño cerebral que resulta de un accidente cerebrovascular, seguida de traumatismos, tumores, infecciones y procesos degenerativos. La velocidad de presentación, la presencia o ausencia del antecedente de trauma o infección, el inicio subagudo o crónico permiten orientarse al origen etiológico más probable (Tabla 3).

Tabla 3: Causas frecuentes de afasia.

Etiología	Perfil
Accidente vascular cerebral	Inicio agudo, presencia de factores de riesgo cardiovascular.
Traumatismos craneoencefálicos	Antecedentes de TEC o presencia de lesiones traumáticas en el examen físico.
Infecciones	Curso agudo, con síntomas y/o signos de cuadro infeccioso con o sin signos meníngeos o de hipertensión endocraneana.
Tumores	Curso subagudo, puede o no existir un síndrome de hipertensión endocraneana.
Enfermedades degenerativas	Curso crónico, puede o no acompañarse de compromiso de otras funciones cognitivas.

En lo relacionado con el embolismo paradojal, este término fue acuñado por Cohnheim en 1877, para señalar trombos formados en el territorio venoso, que a través de alguna comunicación derecha-izquierda del corazón pasan al territorio arterial dando origen a una embolia sistémica. Por otro lado, el FOP es una condición frecuente en la población general, 26% (12), y puede ser responsable de embolismo paradójico. Existe cierta evidencia que el cierre percutáneo del FOP reduce la recurrencia de Accidentes Vasculares Cerebrales, pero tendría un mayor riesgo de complicaciones, que solo el tratamiento médico con antiagregantes plaquetarios o la anticoagulación (13,14). Puntualmente en la paciente, en conjunto con la familia, se decide iniciar anticoagulación oral.

Referencias

1. González RA, Bevilacqua JA. Las disartrias. *Rev Hosp Clín Univ Chile* 2012; 23: 299-309.
2. McNeil MR, Pratt SR. Defining aphasia: Some theoretical and clinical implications of operating from a formal definition. *Aphasiology*. 2001; 15(10): 901-11.
3. Berthier ML, García-Casares N, Dávila G. Afasias y trastornos del habla. *Medicine*. 2011; 10(74): 5035-41.
4. Hillis AE. Aphasia: progress in the last quarter of a century. *Neurology*. 2007; 69(2): 200-13.

5. González RA, Hornauer-Hughes A. Afasia: una perspectiva clínica. *Rev Hosp Clín Univ Chile* 2014; 25: 291 – 308
6. Metter JE. Neuroanatomy and physiology of aphasia: Evidence from positron emission tomography. *Aphasiology* 1987; 1(1): 3-33.
7. González RA, Hornauer-Hughes A. Cerebro y lenguaje. *Rev Hosp Clín Univ Chile* 2014; 25: 143 – 53.
8. Donoso A, González RA. Trastornos del lenguaje en el adulto. *Revista Chilena de Fonoaudiología* 2012; 11: 7-21.
9. Damassio AR, Damassio H. Aphasia and the Neural basis of Language. En: Mesulam MM Editor, *Principles of Behavioral and Cognitive Neurology*, 2nd edition. Oxford, Reino Unido: Editorial Oxford University Press; 2000, pp. 323-338.
10. Flinker A, Korzeniewska A, Shestyuk AY, Franaszczuk PJ, Dronkers NF, Knight RT, *et al.* Redefining the role of Broca's area in speech. *Proc Natl Acad Sci USA.* 2015; 112(9): 2871-5.
11. Binder JR. Current Controversies on Wernicke's Area and its Role in Language. *Curr Neurol Neurosci Rep.* 2017; 17(8): 58.
12. Homma S, Sacco RL. Patent Foramen Ovale and Stroke. *Circulation.* 2005; 112(7): 1063-72.
13. Saver JL, Carroll JD, Thaler DE, Smalling RW, MacDonald LA, Marks DS, *et al.* Long-Term Outcomes of Patent Foramen Ovale Closure or Medical Therapy After Stroke. *N Engl J Med.* 2017; 377(11): 1022-32.
14. Søndergaard L, Kasner SE, Rhodes JF, Andersen G, Iversen HK, Nielsen-Kudsk JE, *et al.* Patent Foramen Ovale Closure or Antiplatelet Therapy for Cryptogenic Stroke. *N Engl J Med.* 2017; 377(11):1033-42.

Sección IV
Debilidad

Caso 15
Síndrome piramidal de inicio súbito

Rocío Pacheco Elgueta, Sergio Cepeda Zumaeta

I. Historia

a. En quién ocurre la enfermedad

Paciente de sexo masculino, 74 años de edad, diestro. Es viudo y vive con una hija sana de 48 años. Escolaridad, primer año de enseñanza media. Se desempeñó como funcionario administrativo en un centro de salud, actualmente jubilado. Autovalente en actividades básicas e instrumentales de la vida diaria.

b. Factores de riesgo personales

Antecedentes de hipertensión arterial esencial diagnosticada hace 20 años, en tratamiento farmacológico con adherencia parcial y con controles irregulares en su consultorio, sin atención médica en los últimos 12 meses. Hace 18 años presentó un infarto al miocardio, requiriendo angioplastía coronaria. Al consultarle dirigidamente refiere padecer de dislipidemia, diagnosticada y en tratamiento hace 12 años. Además menciona haber sido sometido a una colecistectomía.

En cuanto a los fármacos que utiliza, menciona los siguientes: Enalapril 10 mg al día, Atorvastatina 20 mg al día y Ácido Acetilsalicílico 100 mg al día.

Es fumador activo de tabaco, con un índice paquete/año de 30. Niega consumo de alcohol o drogas. No presenta alergias alimentarias, ambientales o farmacológicas documentadas. Con respecto a sus antecedentes familiares, señala que su padre falleció de un infarto agudo al miocardio; no recuerda la causa de fallecimiento de su madre ni patologías de alguno de sus cinco hermanos.

c. Factores de riesgo comunitarios y ambientales circunstanciales

Se desconocen.

d. Situación de consulta

Paciente consulta espontáneamente en el servicio de urgencia del Hospital Barros Luco Trudeau (HBLT). Fue trasladado desde su domicilio en un vehículo particular. Debido a las dificultades en el habla del paciente, los datos obtenidos en la anamnesis son aportados mayoritariamente por su hija, quien lo acompaña al momento de la consulta.

e. Cuadro clínico

Primera parte

Su hija relata que el paciente se despertó y realizó sus actividades en condiciones habituales, sin alteraciones. A las 11:30 AM, mientras terminaban de desayunar, su padre caminó hacia el dormitorio y presentó, de forma súbita, pérdida de fuerza en el hemicuerpo izquierdo, lo cual interrumpió su marcha, con caída a suelo, asociado a la dificultad para articular palabras e imposibilidad de manipular objetos con la mano ipsilateral. En ese mismo instante su hija solicita ayuda y lo traslada al servicio de urgencia del HBLT, registrándose como hora de ingreso las 12:23. Es inmediatamente evaluado por el médico de urgencia, quien decide solicitar la evaluación del neurólogo de turno, lo que ocurre sin dilación. De forma dirigida, no refiere pérdida de vigilancia ni presencia de movimientos anormales, cefalea, liberación de esfínteres u otros síntomas.

f. Examen físico

Signos vitales

Presión arterial: 156/94 mmHg.
Pulso: 83 latidos por minuto.
Temperatura: 36,1 grados Celsius.
Saturación de O_2 ambiental: 95%; Hemoglucotest: 121 mg/dL.

Examen físico general

Mucosas rosadas, bien hidratadas, llene capilar ungueal un segundo.
Cabeza: sin estigmas de traumatismo.
Cuello: sin aumento de volumen, sin soplos carotídeos.
Examen cardiaco: ritmo regular en dos tiempos, sin soplos auscultados.
Examen pulmonar: murmullo pulmonar disminuido globalmente, sin ruidos agregados.
Examen abdominal: blando, depresible, indoloro, sin masas, sin signos de irritación peritoneal; ruidos hidroaéreos presentes.

Extremidades: con pulsos presentes y sin signos ni estigmas de trombosis venosa profunda.
Sin alteraciones en piel o mucosas.

EXAMEN NEUROLÓGICO

Examen mental: paciente en vigilia espontánea, atento (invierte los días de la semana), orientado en espacio, parcialmente en tiempo (recuerda correctamente solo el mes).
Lenguaje: fluente, prosodia conservada, nomina y repite sin alteraciones. Comprende órdenes en al menos 2 comandos. Destaca disartria moderada a severa, que dificulta pero no impide la comprensión del interlocutor.
Pares craneales: campo visual por confrontación con hemianopsia homónima izquierda, pupilas isocóricas, reflejo fotomotor directo y consensual presentes, movimientos oculares extrínsecos conservados, reflejo corneal disminuido a izquierda, con paresia facial central izquierda, sin nistagmo espontáneo, sin alteración en la evaluación de pares craneales bajos.
Motor: hemiparesia braquiocrural izquierda M2 armónica, con tono y reflejos osteotendíneos disminuidos ipsilaterales; reflejo cutáneo plantar extensor izquierdo y flexor a derecha.
Sensitivo: hipoestesia e hipoalgesia en hemicuerpo izquierdo.
Cerebelo: sin dismetría ni disdiadococinesia en hemicuerpo no parético.
Marcha: no logra.
Signos meníngeos: negativos.

g. Diagnósticos de ingreso

SINDROMÁTICO

Síndrome piramidal izquierdo M2 armónico agudo.
Síndrome disártrico agudo.
Síndrome hemianóptico homónimo izquierdo agudo.
Síndrome hemisensitivo izquierdo agudo.

TOPOGRÁFICO

Territorio de arteria cerebral media (ACM) derecha.

ETIOLÓGICO

Accidente cerebrovascular (ACV) de territorio ACM derecha, etiología a determinar.

h. Exámenes clínicos complementarios

Se realiza tomografía computada (TC) de encéfalo sin contraste a los 95 minutos desde el inicio de los síntomas, que no evidencia lesiones isquémicas ni hemorrágicas, 10 puntos en protocolo ASPECTS (*Alberta Stroke Program Early Computed Tomography Score*), representando la ausencia de signos precoces de isquemia, comparando el hemisferio cerebral afectado versus el contralateral. Frente a la sospecha de ACV isquémico, con déficit neurológico importante, se realiza angioTC de cuello y cerebro, destacando permeabilidad del polígono de Willis, hasta el segmento M2 de la arteria cerebral media derecha.

Los principales exámenes de laboratorio generales se presentan en la Tabla 1.

Tabla 1. Exámenes de laboratorio generales.

Hematocrito	40,6%
Hemoglobina	14,9 gr/dL
Leucocitos	8.080 células/mm cúbico
Plaquetas	356.000 células/mm cúbico
Perfil bioquímico	Normal
Pruebas de coagulación	Normales
Electrolitos	Normales

j. Cuadro clínico

SEGUNDA PARTE

Los hallazgos clínicos revelaron un déficit neurológico importante, cuantificado en la escala del National Institute of Health Stroke (NIHSS) con 15 puntos (ver Tabla 2); esta escala tiene como finalidad la valoración de las funciones neurológicas en pacientes con accidente cerebrovascular isquémico (1). La TC descartó hemorragia intracerebral y el angioTC de cuello y cerebro no evidenció oclusión de vasos proximales. El tiempo de evolución y la imagenología permitieron definir que el paciente se encontraba dentro del periodo de ventana para trombolisis, por lo que era candidato. Previo a la administración del fármaco, forma recombinante del Activador Tisular del Plasminógeno (t-PA), se corroboró la ausencia de contraindicaciones de dicho procedimiento, de acuerdo con los protocolos internacionales ya establecidos (2). Se procede a administrar el trombolítico y en forma paralela, se monitorizan los signos vitales y su evolución neurológica, usando la escala de NIHSS periódicamente. El paciente evoluciona favorablemente a las pocas horas de la administración del trombolítico, con un NIHSS de 9 puntos (ver Tabla 2), considerándose esta una mejoría clínica significativa.

A las 24 horas se controla la TC de cerebro sin contraste, observándose hipodensidad de territorio distal de arteria cerebral media derecha, sin evidencia de transformación hemorrágica (Figura 1).

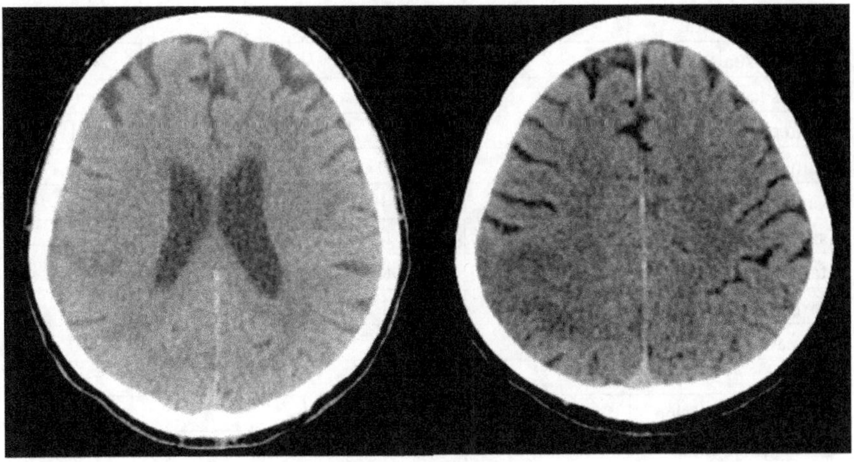

Figura 1. TC cerebro sin contraste de control, 24 horas posterior a la trombolisis endovenosa. Imagen de la izquierda: corte a nivel de los ventrículos laterales, se observa borramiento de surcos en lóbulo parietal derecho. Imagen de la derecha: hipodensidad en territorio de la arteria cerebral media derecha.

Se realiza ecocardiograma transtorácico y transesofágico que describe en relación al velo coronario izquierdo, una masa móvil, pediculada, filiforme, de 6 mm de longitud, planteándose la hipótesis diagnóstica de fibroelastoma, la cual es confirmada con cardiorresonancia; además se informa aquinesia extensa de pared inferolateral media basal. Por hallazgos descritos, se inicia anticoagulación con Acenocumarol hasta lograr rangos terapéuticos de INR.

Debido a favorable evolución clínica, se otorga el alta médica al decimoquinto día de hospitalización, catalogándose como diagnóstico final un ACV isquémico de territorio ACM derecha de etiología cardioembólica (3), con un NIHSS de 4 puntos (ver Tabla 2), escala de RANKIN modificada (mRS): 2 puntos (escala utilizada para medir el grado de incapacidad o dependencia post ECV).

En seguimiento ambulatorio por neurología, a los 3 meses, se objetiva en el examen neurológico una hemiparesia braquiocrural M4+ izquierda, hemihipoalgesia izquierda y hemianopsia homónima ipsilateral (NIHSS: 4 puntos). El paciente mantiene buena adherencia al tratamiento y abandonó hábito tabáquico. Además asiste a controles con cardiólogo, quien mantiene la anticoagulación y controles sucesivos.

Tabla 2. Resultados de medición de escala NIHSS.

Item \ Tiempo	Ingreso e inicio trombolisis	2 hrs. Pos-trombolisis	24 hrs. Pos-trombolisis	15° día (alta médica)
Nivel conciencia	0	0	0	0
Mes/edad	1	0	0	0
Órdenes	0	0	0	0
Mirada horizontal	0	0	0	0
Campo visual	2	2	2	1
Parálisis facial	2	2	1	0
Examen motor ESI	3	1	1	1
Examen motor ESD	0	0	0	0
Examen motor EII	3	1	1	1
Examen motor EID	0	0	0	0
Ataxia EE	0	0	0	0
Sensitivo	1	1	1	1
Lenguaje/Afasia	0	0	0	0
Disartria	2	2	1	0
Extinción/inatención	0	0	0	0
NIHSS puntaje total	**14**	**9**	**7**	**4**

La Tabla 2 exhibe una muestra representativa de la valoración de la escala NIHSS, la cual se efectúa cada 15 minutos durante la primera hora, a las 2 horas, a las 24 horas, y luego se incorpora en la evaluación clínica diaria.

II. Comentario del caso

Se expone el caso clínico de un paciente con un déficit neurológico focal hemisférico derecho, de presentación abrupta, comprometiendo la fuerza del hemicuerpo contralateral.

Las posibilidades diagnósticas que inicialmente deben considerarse incluyen: hipoglicemia, un evento comicial y un ACV, ya sea isquémico o hemorrágico (4,5).

Descartamos la hipoglicemia, ya que el paciente había tomado desayuno y su hemoglucotest de ingreso fue informado dentro de rango normal. Por otro lado, aunque las hipoglicemias pueden dar manifestaciones focales, no es lo corriente y estas generalmente se manifiestan como estados de confusión o somnolencia. En los déficit neurológicos focales por hipoglicemia (6), estos revierten rápidamente ante la administración de glucosa cuando esta ha sido breve y reciente.

Respecto de eventos comiciales, en este caso no existe relato de movimientos anormales y sus síntomas pudiesen asemejarse mayormente a una crisis atónica. Sin embargo, al no existir compromiso de conciencia, confusión posictal, ni tampoco una rápida recuperación, este diagnóstico es menos probable, considerando que la gran mayoría de las crisis comiciales cesan antes de los 5 minutos.

La hipótesis cerebrovascular es respaldada por el inicio súbito de focalidad y la persistencia de los síntomas deficitarios, asociado a los factores de riesgo cardio-cerebro-vasculares mencionados en la anamnesis: la edad, la presencia de hipertensión arterial y la mala adherencia al tratamiento, el infarto al miocardio y el hábito tabáquico (7).

Se realizó una TC de cerebro sin contraste que nos permitió descartar otras patologías cerebrales y la existencia de lesiones vasculares previas.

Ante una hipótesis de patología cerebrovascular ya asumida es imposible diferenciar clínicamente con certeza los eventos isquémicos de los hemorrágicos, por lo que se requiere imperativamente de una TC de cerebro en la evaluación inicial, ya que de esta dependerá nuestra conducta terapéutica.

El manejo del ACV en el periodo agudo, previo a la terapia de reperfusión, estaba centrado en las medidas de neuroprotección general, que buscan minimizar el daño secundario y preservar el área de penumbra isquémica. Estas medidas, aún con plena validez, incluyen una adecuada hidratación y un buen manejo hemodinámico, con controles y manejo de la oxigenación, alimentación, glicemia y natremia; cabecera en más de 30 grados para prevenir neumonías aspirativas; tratamiento de la disfagia y de las infecciones intercurrentes; prevenir la trombosis venosa profunda producto de la inmovilidad, y evitar las caídas.

Desde el advenimiento de las terapias de reperfusión cerebral, la trombolisis, de estar disponible, debe ser utilizada como manejo inicial en todo caso que tenga indicación, ya que da la oportunidad de salvar de la necrosis el territorio cerebral afectado, pudiendo obtener excelentes resultados funcionales y minimizando las posibles secuelas.

La indicación de trombolisis en el ACV isquémico requiere de premura en el proceso diagnóstico, ya que esto determinará que el enfermo sea tratado en el menor tiempo posible, mejorando el desenlace funcional. Estamos frente a una patología tiempo-dependiente, en donde la sustancia trombolítica debe ser administrada antes de 4 horas y media, periodo denominado "ventana terapéutica", haciendo hincapié en que si se administra el fármaco en el menor tiempo posible se obtienen menos secuelas a largo plazo.

El concepto médico de ventana terapéutica y el aforismo "tiempo es cerebro" ha gatillado paulatinamente un cambio en el acervo cultural; primeramente entre los neurólogos, responsables del tratamiento de la patología cerebrovascular; luego en los servicios de urgencias, donde el paciente con ACV agudo debe ser rápidamente reconocido y priorizado en los sistemas de triage; y finalmente en la población, puesto que hoy en día las personas tienden a consultar más tempranamente.

El paciente de nuestro caso clínico, es trasladado por su hija al servicio de urgencia de forma inmediata, donde se cataloga como una urgencia vital, siendo priorizado en su atención y permitiendo que fuese tratado dentro de la ventana terapéutica; de esta forma, el paciente se benefició de la terapia trombolítica del ACV. Nuestra experiencia de 600 pacientes tratados, desde la primera trombolisis realizada en un hospital público en Chile (8) en septiembre de 2009, hasta fines de 2019, da cuenta del positivo cambio de paradigma en la atención de la patología cerebrovascular isquémica en nuestro país.

Referencias

1. Brott T, Adams H, Olinger C, Marler J, Barsan W, Biller J, *et al.* Measurements of acute cerebral infarction: a clinical examination scale. *Stroke* 1989; 20(7): 864-870.
2. Lees K, Bluhmki E, Kummer R, Brott T, Toni D, Grotta J *et al.* Time to treatment with intravenous alteplase and outcome in stroke: an updated pooled analysis of ECASS, ATLANTIS, NINDS, and EPITHET trials. *Lancet* 2010; 375(9727): 1695–1703.
3. Kolominsky-Rabas P, Weber M, Gefeller O, Neundoerfer B, Heuschmann P. Epidemiology of Ischemic Stroke Subtypes According to TOAST Criteria: Incidence, Recurrence, and Long-Term Survival in Ischemic Stroke Subtypes: A Population-Based Study. *Stroke* 2001; 32(12): 2735-2740.
4. Liberman A, Prabhakaran S. Stroke Chameleons and Stroke Mimics in the Emergency Department. *Curr Neurol Neurosci Rep* 2017; 17(2): 15.
5. Benjamin E, Muntner P, Alonso A, Bittencourt M, Callaway C, Carson A *et al.* Heart Disease and Stroke Statistics-2019 Update: A Report From the American Heart Association. Circulation 2019 ;139(10): 56–528.
6. Yoshino T, Meguro S, Soeda Y, Itoh A, Kawai T, Itoh H. A case of hypoglycemic hemiparesis and literature review. *Ups J Med* Sci 2012; 117(3): 347–351.
7. Powers WJ, Rabinstein AA, Ackerson T, Adeoye OM, Bambakidis NC, Becker K, *et al.* 2018 Guidelines for the Early Management of Patients With Acute Ischemic Stroke: A Guideline for Healthcare Professionals From the American Heart Association/American Stroke Association. *Stroke* 2018; 49(3): e46-e110.
8. Figueroa-Reyes T, Sáez D, Mansilla E, Sánchez R, Nogales-Gaete J, Delgado I. Experiencia de trombolisis sistematizada en infarto cerebral agudo en un hospital público de Chile. *Rev Med Chile* 2011; 139(9): 1118-27.

Caso 16
Debilidad generalizada aguda

Daniel Valenzuela Torres

I. Historia

a. En quién ocurre la enfermedad

Hombre de 55 años de edad, bodeguero, casado, un hijo sano de 27 años. Educación media completa y plenamente autovalente previo a enfermedad.

b. Factores de riesgo personales

Colecistectomía laparoscópica (hace 10 años), hipertensión arterial diagnosticada hace 3 años. Fármacos: Losartán 50 mg/día e Hidroclorotiazida 25 mg/día, en controles regulares en atención primaria. Sin alergias conocidas, fumador (5 a 10 cigarrillos/día) y bebedor social, en promedio 1 a 2 copas de vino fines de semana con comidas.

c. Factores de riesgo comunitarios y ambientales circunstanciales

Gastroenteritis aguda febril (15 días previo al ingreso) de 4 días de duración (paciente e hijo), manejados ambulatoriamente con antibióticos (cefadroxilo 500 mg c/12 horas por 5 días) e hidratación oral.

d. Situación de consulta

Servicio de urgencias del Hospital Barros Luco Trudeau. Los datos fueron aportados por el paciente y su esposa.

e. Cuadro clínico

Primera parte

Consulta en el mes de enero, por cuadro de 4 días de evolución caracterizado por dolor lumbar leve, escala visual analógica del dolor (EVA) 4/10, no irradiado, a lo cual se agrega debilidad de extremidad inferior izquierda evidenciada por dificultad para dar el paso y sensación de arrastrar punta de pie. Al día siguiente presenta sintomatología similar en extremidad inferior derecha, pudiendo mantener marcha de manera independiente pero con cierta inseguridad al bajar y subir escaleras. Al mismo tiempo nota parestesias de ortejos, planta y empeine de ambos pies, intermitentes, y calambres en gemelos de ambas piernas en la noche.

El día del ingreso nota leve aumento de debilidad y de parestesias de extremidades inferiores, que le limitan caminar, decidiendo consultar al servicio de urgencia. Al interrogatorio dirigido niega compromiso esfinteriano, síntomas visuales, disfagia y disfonía, pero sí refiere muy ocasionales parestesias en dedos de ambas manos en las últimas horas.

f. Examen físico

Signos vitales

PA: 125/80.
Pulso: 90 x, regular.
Temperatura: 36.2°C. axilar.
Saturación oxígeno: 98% ambiental.

Examen físico general

Cabeza: Sin lesiones Cuello: Sin deformidades o masas. Sin dolor a movilización.
Cardiopulmonar: RR2T sin soplos. Murmullo pulmonar presente.
Abdomen: Blando, depresible, ruidos hidroaéreos presentes.
Extremidades: Sin edema. Pulsos presentes y simétricos, sin signos de trombosis venosa profunda (TVP).

Examen neurológico segmentario

Examen mental: En vigilia, orientado en tiempo y espacio, atento. Lenguaje fluente, nomina, repite y comprende. Memoria a corto y largo plazo normal. Sin alteraciones mayores de praxias y gnosias, es capaz de reconocer caras y objetos, es capaz de entender y realizar gestos como saludar, es capaz de realizar la secuencia de abrir un estuche y sacar un lápiz de grafito y luego volverlo a su lugar.
Pares craneales: I Par normal. Agudeza visual conservada. Campimetría por confrontación normal. Fondo de ojo impresiona normal. Reflejo fotomotor directo y consensual normal. Oculomotilidad conservada en todas las direcciones sin diplopía. Sensibilidad facial simétrica táctil y algésica. Reflejo corneal simétrico.
Músculos faciales con activación conservada, sin presentar asimetrías. Audición normal, sin nistagmus espontáneo. Úvula central, velo con ascenso

simétrico, sin escape nasal. Fonación impresiona normal. Trapecio y esternocleidomastoideo normal. Trofismo lingual conservado, sin fasciculaciones. Lengua protruye simétrica.

Motor: Fuerza segmentaria de extremidades superiores (EESS) e inferiores (EEII) en Tabla 1.

Tabla 1. Fuerza segmentarias en extremidades (primera parte).

	Derecha	Izquierda
Abducción Hombro	M5	M5
Flexión codo	M5	M5
Extensión muñeca	M5	M5
Extensión dedos	M4	M4
Separación dedos	M5	M5
Flexión Cadera	M4	M4
Abducción Cadera	M4	M4
Extensión rodilla	M5	M5
Dorsiflexión Pie	M4	M4
Flexión Plantar	M4	M4

Tono muscular conservado, reflejos osteotendíneos (ROT) abolidos en EEII, presentes en EESS. Reflejos plantares indiferentes.
Sensibilidad conservada algésica, táctil y vibratoria en EESS y EEII. Test de Romberg negativo. Pruebas cerebelosas conservadas.
Signo de Lasègue esbozado a 35° en forma bilateral.
Signos meníngeos negativos.

Inicialmente es evaluado por médico residente de urgencia por dolor lumbar y síntomas descritos de EEII, solicitando una tomografía computada de columna lumbar que describe "Discopatías degenerativas L3-L4, L4-L5 bilateral, con protrusión anular posterior leve L4-L5 de base ancha. Artrosis facetaria leve L5-S1 con leve hipertrofia y estenosis mínima foraminal del segmento respectivo. No hay estenosis de canal raquídeo significativa". Posteriormente es valorado por residente de neurocirugía y considera que cuadro no corresponde a urgencia neuroquirúrgica dado que no existe compromiso esfinteriano ni sensitivo perianal, con cuadro doloroso y motor leve. El paciente es derivado a domicilio con indicación de resonancia magnética (RM) de columna lumbosacra y control ambulatorio en policlínico de especialidad de columna.

Durante las siguientes 24 horas nota aumento de debilidad en EEII impidiendo la marcha independiente, con aumento de intensidad de parestesias, y agregándose debilidad en ambas manos. Consulta nuevamente en servicio de urgencia 72 horas después (sexto día de evolución), destacando en su examen:

- Signos vitales y examen general similar a lo anterior.
- Examen neurológico segmentario:
  Biparesia facial leve. Cefaloparesia: M4 en flexión.
  Fuerza segmentaria en extremidades en Tabla 2.

Tabla 2. Fuerza segmentaria en extremidades (segunda parte).

	Derecha	Izquierda
Abducción Hombro	M5	M5
Flexión codo	M4	M4
Extensión muñeca	M4	M4
Extensión dedos	M3	M3
Separación dedos	M3	M3
Flexión Cadera	M3	M3
Abducción Cadera	M3	M3
Extensión rodilla	M3	M3
Dorsiflexión Pie	M2	M2
Flexión Plantar	M2	M2

Tono disminuido globalmente, ROT abolidos en forma generalizada. Reflejos idiomusculares presentes en muslos, piernas y antebrazos. Hipoestesia e hipopalestesia distal en ambos pies, siendo normal en segmentos proximales. Sin nivel sensitivo. Signos meníngeos negativos.

Es evaluado por equipo de neurología y se decide hospitalización.

g. Diagnósticos de ingreso

Sindromático

Tetraparesia fláccida arrefléctica.

Topográfico

Raíces y nervios periféricos.

Etiológico

Síndrome de Guillain Barré.

h. Exámenes complementarios

Exámenes generales de laboratorio destaca hemograma normal, con creatinkinasa total de 655 mg/dl, glicemia 104 mg/dl, natremia 136 meq/L, kalemia 3.2 meq/L y cloremia 96 meq/L.

Se realiza punción lumbar, con análisis citoquímico de líquido cefalorraquídeo (LCR) en Tabla 3.

Tabla 3. Análisis citoquímico del LCR.

	ANÁLISIS LCR (NORMAL)	ANÁLISIS LCR (CASO CLÍNICO)
Aspecto	Claro (agua de roca)	Claro (agua de roca)
Leucocitos	0 – 5 (100% mononucleares)	0
Glucorraquia	40 – 70 mg/dl (65 – 80% glicemia)	67 mg/dl (glicemia 148 mg/dl)
Proteinorraquia	0.15 – 0.5 mg/dl	0.79 mg/dl

i. Cuadro clínico

SEGUNDA PARTE

Frente a la sospecha de Síndrome de Guillain Barré, es trasladado a unidad de cuidados intermedios, en donde se inicia terapia con inmunoglobulina endovenosa a dosis de 400 mg/kg/día por 5 días.

Posteriormente se realizan otros estudios: ELISA para HIV (-); serología para hepatitis B y C negativos; anticuerpos antinucleares y perfil ENA negativos; electroforesis de proteínas con hipergamaglobulinemia difusa sin peak monoclonal (explicada por uso de inmunoglobulina).

Una semana después se realiza estudio electrofisiológico que evidenció un compromiso polineuropático moderado sensitivo-motor agudo con elementos desmielinizantes y axonales en las 4 extremidades.

Al 9° día de hospitalización comienza a recuperar fuerza en extremidades inferiores recuperando con terapia física la marcha al 14° día. Es dado de alta en buenas condiciones generales con controles ambulatorios en neurología. Evoluciona con marcha independiente y retoma actividades laborales normales en 4 meses.

II. Comentario del caso

Los cuadros neurológicos capaces de producir debilidad aguda generalizada clásicamente se han dividido según estructura dañada en mielopatía, neuropatías, enfermedades de placa neuromuscular y miopatías (1,2). Por razones de simplificación, la afectación de tronco encefálico y de asta anterior (patologías de tipo mielitis fláccida aguda por virus no polio o polio-like syndrome) no serán abordados.

Considerando el cuadro clínico presentado, uno de los diagnósticos diferenciales principales a considerar es el Síndrome de Guillain Barré (SGB), el cual abarca todo un amplio espectro de polineuropatías agudas inflamatorias inmunomediadas con grados variables de compromiso desmielinizante y/o axonal, siendo la principal causa de parálisis fláccida aguda generalizada (1-3).

El contexto previo al inicio de los síntomas puede dar pistas respecto al origen de la debilidad. El 50-60% de los SGB son precedidos de un cuadro infeccioso respiratorio o gastrointestinal (4) (como en este caso), aunque cabe destacar que también puede observarse en cuadros de mielitis posinfecciosa. Por otro lado, la infección también puede ser un factor descompensante en un paciente portador de miastenia gravis y los cuadros diarreicos se puede relacionar con hipokalemias sintomáticas.

Si bien hipotéticamente existen elementos semiológicos para diferenciar en el compromiso motor, un cuadro medular (motoneurona superior) versus compromiso de nervio (motoneurona inferior), es sabido que la variabilidad de presentación y momento evolutivo con que se expresan las distintas enfermedades pueden llevar a confusión. De esta forma, por ejemplo, los compromisos medulares agudos pueden no expresar elementos de un piramidalismo evidente, y en los casos de origen neuropático, los ROT pueden estar inicialmente presentes.

A pesar de lo anterior, existen algunos elementos clínicos que pueden resultar claves para un correcto diagnóstico diferencial:

a) Compromiso de nervios craneanos oculomotores, facial y/o bulbares.
   Por razones de lógica anatómica, la presencia de compromiso de dichos territorios no puede ser atribuible a un compromiso medular, así como también resulta particularmente infrecuente en cuadros miopáticos agudos, con la excepción de la cefaloparesia y disfagia. En un cuadro de debilidad aguda generalizada con compromiso oculomotor y/o facial debe considerarse la enfermedad de placa neuromuscular (miastenia gravis en crisis) como primera aproximación o un cuadro de SGB (1,2,3,5).

b) Presencia de síntomas y/o signos sensitivos.
   La presencia de síntomas sensitivos (parestesias, alodinia o áreas sensitivas deficitarias) hace improbable la presencia de una enfermedad de placa motora o una miopatía. Mención especial requieren los calambres, en cuyo origen existe un trastorno motor, pero se expresan como un síntoma sensitivo (dolor). Un 75% de los SGB tiene parestesias, siendo en un 50% de los casos el síntoma inicial: son generalmente distales y acompañadas de escasas áreas deficitarias (3). La presencia de

un nivel sensitivo deficitario, con la frecuente hiperalgesia a nivel de la lesión e hipoalgesia a distal, hacen particularmente necesario poner en duda el diagnóstico de SGB y plantear una enfermedad de origen medular (5). Una especial relevancia tiene la presencia de dolor, como en este caso: un 36% de los SGB debuta con dolor inflamatorio en el trayecto tanto de los nervios como de las raíces (por ejemplo, lumbociática), donde además pueden encontrarse signos de irritación radicular con la consecuente confusión con patología aguda de columna (6). Al mismo tiempo, los SGB con dolor inflamatorio pueden evolucionar con ascensos transitorios de creatinkinasa (CK) total entre 1 a 5 veces el valor normal (7), sin ser necesariamente un cuadro primariamente muscular. En casos con dolor radicular lumbar, será la rápida evolución del cuadro deficitario motor bilateral sin existir un correlato anatómico compresivo suficiente que explique dicha situación, la clave como para sospechar una entidad diferente. Por otro lado, cuadros miopáticos inflamatorios pueden evolucionar con dolor en masas musculares, en especial en relación con palpación y contracción muscular, siendo necesaria su exploración dirigida en casos de presencia de dolor. Cerca de un 4-10% de los SGB pueden corresponder a una variante paraparética pura o predominante, lo cual lleva consigo el mismo dilema previo de diferenciarlo con un cuadro mielopático lumbar o dorsal; es muy frecuente que en dichos pacientes exista la presencia de síntomas sensitivos sutiles en EESS al interrogatorio dirigido, lo que excluiría la opción de un cuadro lumbar puro o dorsal medular (3,4).

c) Compromiso esfinteriano.
Tanto la patología medular como el SGB pueden producir compromiso esfinteriano, generalmente expresado como retención urinaria aguda, pero en el SGB suele ser muy leve, precoz y transitorio. Un compromiso esfinteriano más marcado y/o persistente obliga a descartar el compromiso medular (5).

d) Compromiso respiratorio.
El compromiso del fuelle respiratorio con insuficiencia respiratoria restrictiva teóricamente es posible en cualquier cuadro de debilidad aguda neuromuscular; no obstante, resulta particularmente frecuente en SGB (30% de los casos) y miastenia gravis en crisis. Salvo que el compromiso medular sea de segmentos cervicales altos (C1-C3), la insuficiencia respiratoria asociada a cuadros medulares es rara. En cuadros de debilidad de origen muscular agudo (parálisis diskalémicas o miopatías inflamatorias hiperagudas) es excepcional (1,2,3,8).

e) Reflejos osteotendíneos, tono muscular y otros signos del examen motor.
Como fue señalado anteriormente, la lógica nos haría concluir que un

cuadro polineuropático agudo se acompañaría de reflejos osteotendíneos y tono muscular disminuido, pero es conocido que un 10-12% del los SGB pueden evolucionar con ROT conservados, especialmente la forma axonal motora aguda (AMAN acrónimo de *acute motor axonal neuropathy*) (9). Por su contraparte, los cuadros medulares agudos, en más de un 50% de los casos pueden evolucionar las primeras 72 hrs. con ROT y tono disminuidos por efecto de una desaferentación aguda. Tanto la enfermedad de placa motora como las miopatías agudas no suelen afectar significativamente los ROT y el tono dependerá del grado de debilidad que producen. La presencia de un reflejo plantar extensor obliga necesariamente a pensar un cuadro medular como primera posibilidad (1-4).

f) Exámenes de laboratorio inicial.
No existe ningún examen de laboratorio que reemplace los elementos clínicos y la clínica será la que defina el orden y celeridad en su solicitud. Es fundamental tener en cuenta que tanto la electrofisiología como el estudio de LCR pueden no resultar decisivos para la confirmación del cuadro en los primeros 5-7 días de evolución (cerca de un 60% de los casos no arroja hallazgos categóricos), lo que hace que la mayoría de las veces las decisiones de iniciar terapia se tomen solo con elementos clínicos (3,9). Uno de los hallazgos frecuentemente descritos es la disociación albuminocitológica del LCR, en que existe una elevación de las proteínas con normalidad celular, situación presente en el caso.
La electrofisiología actualmente juega un rol preponderante tanto en la clasificación del subtipo de SGB, en el pronóstico y en el diagnóstico diferencial (10,11). Los ascensos transitorios de CK total en cuadros de SGB están documentados en hasta un 20% de los casos, por lo que no debe confundirse con cuadros musculares. Por otro lado, la presencia de una hipokalemia obliga necesariamente a su corrección (independiente del cuadro clínico) y observar la eventual reversión de la debilidad, por lo que debe solicitarse de rutina. Para los casos de enfermedad de placa, el estudio electrofisiológico puede ayudar tanto para confirmar el diagnóstico como para descartar cuadros neuropáticos, considerando que el estudio de anticuerpos no permite la celeridad necesaria para la toma de decisiones terapéuticas.
En lo referido a las imágenes, la disponibilidad de un estudio de RM puede ser clave en casos de sospecha de origen medular: nivel sensitivo, compromiso esfinteriano, ROT conservado o signo de Babinski presente (9).
En la Tabla 4 se presentan a modo de resumen los diagnósticos diferenciales de una debilidad generalizada aguda desde el punto de vista clínico.

Tabla 4. Resumen de diagnóstico diferencial debilidad aguda generalizada.

	Compromiso de PC o Respiratorio	Síntomas Sensitivos	ROT	Reflejo Idiomuscular	Signo de Babinski	Compromiso Esfinteriano
SGB	Oculomotores: 4% Facial: 50% Bulbares: 30% Respiratorio: 30%	Sí / No. -Parestesias. -Dolor radicular. -Areas de déficit distal leve.	Disminuido o Normal	Normal	No	-Usualmente No. -Puede ser inicial
Miopatías agudas (ej: PHK)	No. Compromiso bulbar: 10-20%	Dolor muscular a palpación o contracción.	Normal o Disminuido	Disminuido o ausente.	No	No
Crisis Miasténica (en crisis)	PC Oculomotores, facial y/o bulbar más de un 90% Respiratorio: 100%	No	Normal o Disminuido	Normal	No	No
Mielopatía Aguda	No	Sí: Nivel sensitivo.	Normal o Disminuido, luego	Normal	Si	Si

PC: Pares craneales; PHK: Parálisis Hipokalémica; N: Normal; Aumentado ; ¯ Disminuido.

Referencias

1. Busl KM, Ropper AH. Hospital Consultation for the Patient With Generalized Weakness. Continuum (Minneap Minn). 2011; 17 (5 Neurologic Consultation in the Hospital): 1040-62.
2. Ganti L, Rastogi V. Acute Generalized Weakness. *Emerg Med Clin North Am.* 2016; 34(4): 795-809.
3. Willison HJ, Jacobs BC, Van Doorn PA. Guillain-Barré syndrome. *Lancet.* 2016; 388(10045): 717-27.
4. Doets AY, Verboon C, Van den Berg B, Harbo T, Cornblath DR, Willison HJ, *et al.* Regional variation of Guillain-Barré syndrome. *Brain.* 2018; 141(10): 2866-77.
5. Asbury AK, Cornblath DR. Assessment of current diagnostic criteria for Guillain-Barré syndrome. *Ann Neurol.* 1990: 27(S1): S21-4.
6. Ruts L, Drenthen J, Jongen JL, Hop WC, Visser GH, Jacobs BC, *et al.* Pain in Guillain-Barre syndrome: a long-term follow-up study. *Neurology.* 2010; 75(16): 1439-47.
7. Ropper AH, Shahani BT. Pain in Guillain-Barré syndrome. *Arch Neurol.* 1984; 41(5): 511-4.
8. Rabinstein AA. Acute Neuromuscular Respiratory Failure. *Continuum* (Minneap Minn). 2015; 21(5 Neurocritical Care): 1324-45.
9. Dubey D, Kapotic M, Freeman M, Sawhney A, Rojas JC, Warnack W, *et al.* Factors contributing to delay in diagnosis of Guillain-Barré syndrome and impact on clinical outcome. *Muscle Nerve.* 2016; 53(3): 384-7.
10. Fokke C, Van den Berg B, Drenthen J, Walgaard C, Van Doorn PA, Jacobs BC. Diagnosis of Guillain-Barré syndrome and validation of Brighton criteria. *Brain.* 2014; 137(Pt 1): 33-43.
11. Wakerley BR, Uncini A, Yuki N, GBS Classification Group. Guillain–Barré and Miller Fisher syndromes-new diagnostic classification. *Nat Rev Neurol.* 2014: 10(9): 537-44.

Caso 17
Paresia facial unilateral

Paula Castillo Torres

I. Historia

a. En quién ocurre la enfermedad

Paciente varón de 38 años, escolaridad media completa, trabaja en la zona cordillerana de la región de Valparaíso, con sistema de turnos. Casado con 2 hijos, vive en Santiago.

b. Factores de riesgo personales

Sin antecedentes mórbidos conocidos, no usa fármacos, no consume alcohol, tabaco ni drogas.

c. Factores de riesgo comunitarios y ambientales circunstanciales

En su trabajo sufre exposición intermitente a bajas temperaturas según la época.

d. Situación de consulta

Consulta en centro médico del sistema de atención privada; los datos fueron aportados por el mismo paciente.

e. Cuadro clínico

Primera parte

Consulta por cuadro de tres días de evolución caracterizado por asimetría facial con disminución de movimientos en hemicara izquierda, incluyendo tercio superior facial y cierre palpebral, lo cual comienza de forma lenta y llega a un máximo de severidad en 48 horas; se acompaña de dolor retroauricular, refiere sentir menos el sabor de las comidas y molestan los ruidos intensos en oido izquierdo. Dirigidamente no presentó, previo a cuadro, síntomas de infecciones sistémicas (incluyendo otitis media aguda), lesiones cutáneas en conducto auditivo externo (CAE), visión doble, hipoacusia, vértigo ni cefalea. El paciente refiere al terminar consulta que presenta lesión eritematosa levemente dolorosa en superficie dorsal del pene hace 7 días, no pruriginosa ni indurada.

f. Examen físico

Signos vitales

PA: 130/80 mmHg.
FC: 72 lpm.
Temperatura: 36,5°C.
Saturometría de oxígeno: 97%.

Examen físico general

Bien hidratado y perfundido. Sin lesiones en CAE. Otoscopía normal. Cardiopulmonar y abdomen sin hallazgos patológicos. Extremidades inferiores sin edema ni signos de trombosis venosa. Genitales: lesión eritematosa tipo placa de 5 mm de diámetro en cara dorsal del pene, no indurada, sin salida de secreción.

Examen neurológico

Nivel de conciencia: vigilia espontánea, atento, orientado temporoespacialmente.
Lenguaje: sin alteraciones.
Pares craneales: pupilas isocóricas medias reactivas, campos visuales a la confrontación conservados, FO sin papiledema, oculomotilidad normal – sin diplopia, reflejo corneal disminuido por compromiso de eferencia a izquierda, parálisis facial de patrón periférico a izquierda con lagoftalmo, sin nistagmus espontáneo, pares bajos sin alteraciones.
Motor: fuerza M5 en cuatro extremidades, tono y reflejos osteotendíneos conservados y simétricos, reflejo cutáneo plantar flexor bilateral.
Sensibilidad: sin alteraciones.
Cerebeloso: sin alteraciones.
Signos meníngeos: ausentes.

g. Exámenes clínicos complementarios

Para el segundo control se solicita hemograma con VHS, pruebas de coagulación, función renal y hepática, electrolitos plasmáticos, glicemia, perfil lipídico, todos en rangos normales. Además de VDRL y ELISA para VIH que resultan negativos.

h. *Diagnósticos de ingreso*

SINDROMÁTICO

Parálisis facial periférica (PFP) izquierda.

TOPOGRÁFICO

Nervio facial izquierdo en su trayecto por porción vertical de conducto facial (conducto de Falopio).

ETIOLÓGICO

Probablemente por reactivación de virus herpes simplex tipo 2.

i. *Cuadro clínico*

SEGUNDA PARTE

Luego de la primera consulta indico tratamiento con Prednisona 60 mg por 7 días y Valaciclovir 1 gr cada 8 hrs por 7 días, además de lágrimas artificiales en ojo izquierdo cada hora en forma de colirio durante el día y de ungüento oftálmico en la noche, lentes de sol para uso en el exterior y parche ocular nocturno.

Se pospone inicio de kinesioterapia para la tercera semana de evolución de parálisis facial, para evaluar su pertinencia. El paciente acude a un segundo control luego de 7 días con los resultados de exámenes generales e infecciosos que resultan normales. Se mantiene la parálisis facial izquierda de similares características a las descritas en la primera consulta. Evaluación por dermatología por lesión genital que precedió a PFP, concuerda con diagnóstico y tratamiento antiviral realizado.

En su control al mes la no existencia de otros síntomas ni signos neurológicos mantienen la ausencia de indicación de neuroimagen, se indica terapia de rehabilitación.

Al control, al fin del tercer mes, la activación facial espontánea y ante maniobras es prácticamente normal.

II. Comentario del caso

El caso clínico descrito anteriormente es muy frecuente en la práctica de médicos generales y neurólogos, siendo imprescindible conocer la clínica, síntomas de alarma, diagnósticos diferenciales y tratamiento, iniciando por diferenciar una parálisis facial periférica de una paresia facial central. Esto puede resolverse aplicando el método clínico de la neurología; una anamnesis y examen neurológico ordenados y detallados.

La parálisis facial periférica se presenta clínicamente como una debilidad facial unilateral que involucra toda una hemicara, se inicia de forma aguda en 1 o 2 días, de curso progresivo, pudiendo alcanzar su máxima severidad dentro de las primeras 3 semanas desde el inicio de los síntomas. Puede acompañarse de dolor retroauricular, disgeusia, disminución de la secreción lagrimal (hipolacrimia) y algiacusia según el nivel de afectación del n. facial en su trayecto extracraneano (Figura 1 y Tabla 1). La recuperación es lenta y generalmente comienza luego de las 3 a 4 semanas de iniciados los síntomas. Si no existen signos de recuperación al tercer mes y hay un curso progresivo del cuadro, debemos sospechar otros diagnósticos diferenciales. La PFP no se acompaña de otros síntomas ni alteraciones en el resto del examen neurológico (1).

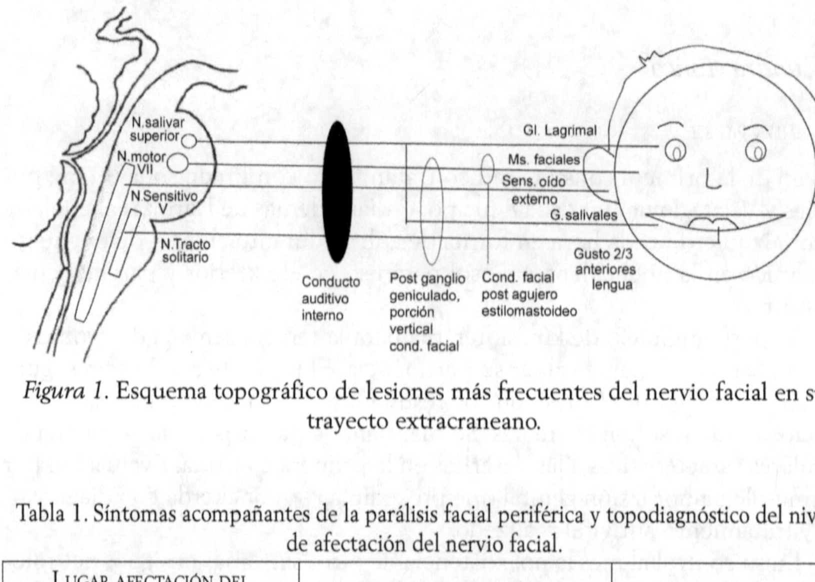

Figura 1. Esquema topográfico de lesiones más frecuentes del nervio facial en su trayecto extracraneano.

Tabla 1. Síntomas acompañantes de la parálisis facial periférica y topodiagnóstico del nivel de afectación del nervio facial.

Lugar afectación del nervio facial	Síntomas del nervio facial	Otros síntomas
Conducto auditivo interno.	Dolor retroauricular, disgeusia, hipolacrimia, algiacusia, debilidad facial.	Hipoacusia por afectación del VIII par.
Conducto facial porción vertical, luego de ganglio geniculado.	Dolor retroauricular, disgeusia, algiacusia, debilidad facial.	(-)
Luego de salida por agujero estilomastoideo.	Debilidad facial.	(-)

Por otra parte, un paciente con una paresia facial de origen central se encuentra en un contexto de múltiples déficits neurológicos, siendo la paresia facial uno más de estos. El cuadro probablamente se caracterice por síntomas deficitarios de inicio ictal, donde la debilidad facial se concentra en los dos tercios inferiores de una hemicara, sin compromiso del músculo frontal. El paciente además tendrá alteraciones en otros ítems del examen neurológico; disartria y hemiparesia del hemicuerpo ipsilateral al compromiso facial. En estos casos es urgente derivar a un servicio de urgencia, cautelando el tiempo de la ventana terapéutica para patología cerebrovascular, su causa más frecuente.

La PFP corresponde a un síndrome que obedece a diferentes causas, siendo la más frecuente aquella relacionada con la activación de un virus herpes simplex que inflama al nervio facial. Desafortunadamente no existen métodos diagnósticos que estén ampliamente difundidos para confirmar tal afectación, por lo que la mayoría de los casos quedan rotulados como Parálisis de Bell o PFP idiopática. Generalmente una vez que la condición "tiene nombre" se deja de pensar en otros diagnósticos diferenciales. Para evitar lo anterior, se debe buscar dirigidamente síntomas y signos acompañantes que puedan orientarnos a etiologías específicas (2):

- Alteraciones auditivas (no algiacusia) y/o vestibulares pueden sugerir compromiso del tronco encefálico en el ángulo pontocerebeloso o en el trayecto intracraneal del nervio facial en el conducto auditivo interno.
- Dolor retroauricular muy severo con lesiones vesiculares en CAE, corresponde al Síndrome de Ramsay Hunt. Este ocurre por infección del n. facial por el virus herpes zoster. El cuadro clínico es mucho más severo que en la parálisis de Bell, con peor pronóstico de recuperación.
- Historia previa de cáncer o enfermedad reumatológica (por ejemplo, para descartar lesión nuclear de origen metastásico en el primer caso).
- Compromiso bilateral de nervios faciales, lo cual nos orienta a diferentes patologías neuromusculares como Miastenia Gravis, Síndrome de Guillain Barré, porfiria, botulismo, primoinfección por VIH, sarcoidosis y algunas miopatías.
- Antecedente de otitis crónica, pudiendo existir un colesteatoma.
- Mordedura de garrapata o exposición a la enfermedad de Lyme.
- Parálisis facial recurrente asociado a angioedema orofacial y lengua fisurada, tríada del Síndrome de Melkersson-Rosenthal. Una rara entidad neurológica de causa desconocida que comienza a temprana edad (3).

En el tratamiento de la PFP se utilizan corticoides, los cuales deben ser administrados preferentemente en las primeras 72 hrs de iniciados los síntomas. El esquema más utilizado es Prednisona 1 mg/kg/día por 7 días, terapia que ha demostrado un tiempo de recuperación más corto en alcanzar la funcionalidad completa del nervio facial (4). Para aquellos pacientes con alta severidad en la presentación clínica de la PFP (5), se recomienda el uso combinado de Prednisona y antivirales; Valaciclovir 1 gr cada 8 hrs o Aciclovir 800 mg 5 veces al día por 7 días (6). Este último esquema es también el recomendado en los casos de Síndrome de Ramsay Hunt, el cual se puede sospechar sin la presencia de lesiones vesiculares en el CAE cuando existe un dolor retroauricular muy severo. Además es primordial el cuidado ocular, ya que la mayoría de los pacientes tiene algún grado de lagoftalmo. Para esto se debe indicar lágrimas artificiales en forma de colirio cada una o dos horas mientras el paciente esté despierto y en forma de ungüento durante la noche, lentes de sol para protección mecánica por ausencia de respuesta palpebral refleja y parche ocular nocturno, evitando así una queratitis por exposición al sol o a agentes físicos como polvo.

Las terapias con estimulación eléctrica y física no tienen evidencia; en caso de recomendarlas se debiese indicar luego de la 3ª o 4ª semana de evolución para minimizar los riesgos de reinervaciones aberrantes y blefaroespasmo secundario.

El pronóstico de la PFP es heterogéneo y depende principalmente de la severidad de su presentación; en general los pacientes con compromiso parcial del nervio facial tienden a recuperarse y el curso será favorable si existen signos de reversión en los primeros 21 días de iniciados los síntomas (7). En aquellos pacientes con PFP que no tienen una recuperación completa puede existir un síndrome posparalítico caracterizado por hemiespasmo facial, el cual corresponde a contracciones tónicas o clónicas, involuntarias, irregulares y rápidas de los músculos inervados por el nervio facial afectado y además sincinesias, que son movimientos de la hemicara afectada que ocurren durante la actividad voluntaria de otra área facial y ocurren por regeneración aberrante de fibras del nervio facial (8). Se describe típicamente el fenómeno de "lágrimas de cocodrilo", donde hay lagrimeo al ser estimuladas las papilas gustativas. En este síndrome posparalítico se puede ofrecer tratamiento con toxina botulínica y otras medidas quirúrgicas cosméticas.

Volviendo a nuestro caso de estudio, el paciente presenta un cuadro clásico de PFP, con síntomas acompañantes como dolor retroauricular, disgeusia (por afectación de la función gustativa del nervio facial en los 2/3 anteriores de la hemilengua) y algiacusia (por afectación de rama nerviosa del nervio facial al músculo estapedio) que sugieren compromiso del nervio facial en el trayecto vertical del conducto facial izquierdo, luego del ganglio geniculado. La concomitancia con una lesión genital es altamente sugerente de que su etiología es por reactivación de un virus herpes simplex tipo 2. En casos similares es preponderante descartar infecciones concomitantes como virus herpes zóster, VIH y sífilis.

Referencias

1. Gutiérrez-Gutiérrez G, Zarranz JJ. Parálisis y otros trastornos del nervio facial. En: Zarranz JJ Editor, *Neurología* 6ª edición. Barcelona, España: Editorial Elsevier; 2018. p.117-24.
2. Fuller G, Morgan C. Bell's palsy syndrome: mimics and chameleons. *Practical Neurology* 2016; 16(6): 439-444.
3. Santana J, Chávez J, Vilas L, Álvarez MA, Alonso A. Síndrome de Melkersson-Rosenthal. Reporte de dos casos. AMC 2007; 11(1). Disponible en: http://scielo.sld.cu/scielo.php?script=sci_arttext&pid=S1025-02552007000100013 [consultado el 8 de diciembre 2019].
4. De Almeida JR, Al Khabori M, Guyatt GH, Witterick IJ, Lin VY, Nedzelski JM, *et al.* Combined corticosteroid and antiviral treatment for Bell palsy: a systematic review and meta-analysis. *JAMA* 2009; 302(9): 985-93.
5. House JW, Brackmann DE. Facial nerve grading system. *Otolaryngol Head Neck Surg.* 1985; 93(2):146-7.
6. Engström M, Berg T, Stjernquist-Desatnik A, Axelsson S, Pitkäranta A, Hultcrantz M, *et al.* Prednisolone and valaciclovir in Bell's palsy: a randomised, double-blind, placebo-controlled, multicentre trial. *Lancet Neurol.* 2008; 7(11): 993-1000.
7. Peitersen E. The natural history of Bell's palsy. *Am J Otol.* 1982; 4(2): 107-11.
8. Eviston TJ, Croxson GR, Kennedy PG, Hadlock T, Krishnan AV. Bell's palsy: aetiology, clinical features and multidisciplinary care. *J Neurol Neurosurg Psychiatry.* 2015; 86(12): 1356-61.

Caso 18
Paraparesia subaguda no traumática

Claudia Cárcamo Rodríguez, Ethel Ciampi Díaz

I. Historia

a. En quién ocurre la enfermedad

Mujer de 57 años, vive en Puerto Varas, dueña de casa, casada, 3 hijos. Con escolaridad universitaria completa.

b. Factores de riesgo personales

Con antecedentes mórbidos de depresión, usuaria crónica de benzodiazepinas y constipación crónica. Sin factores de riesgo cardiovasculares.

- Antecedente de apendicectomía a los 30 años de edad.
- No fuma, no bebe alcohol, ni consume drogas ilícitas.
- De origen alemán tanto familia paterna como materna.
- Vacuna antinfluenza en abril 2014, un año antes de la consulta actual.
- No ha viajado fuera de Chile el último año.
- No refiere cuadros infecciosos los últimos 3 meses.
- No ha habido cambios en su dieta habitual, no come carnes, ni pescados crudos, ni lácteos no pasteurizados.

c.- Factores de riesgo comunitarios y ambientales circunstanciales

Vive en área urbana.

d.- Situación de consulta

Evaluada Hospital Clínico UC-Christus, luego de ser trasladada desde clínica privada de Valdivia donde ingresó hace una semana.

e. *Cuadro clínico*

Primera parte

Historia entregada por la paciente. Hace aproximadamente 10 días, estando en su casa, comienza con dolor urente epigástrico que se irradia hacia región abdominal y dorsal izquierda, asociado a decaimiento general y fatiga. Consulta en Servicio de Urgencia de Hospital de Puerto Montt, donde por sospecha de abdomen agudo se realizan exámenes generales y enzimas pancreáticas, los que no muestran ninguna alteración, recibe analgesia y se deriva a su casa con indicación de estudio ambulatorio con ecografía abdominal y endoscopia digestiva alta. Evoluciona con aumento de la fatigabilidad, comienza con torpeza crural derecha progresiva, llegando a imposibilitar la marcha en el curso de 48 horas. Consulta nuevamente ahora en Valdivia, donde se hospitaliza. No hay historia de baja de peso, fiebre, caída de pelo, fotosensibilidad, xerostomía, xeroftalmia, Raynaud, artralgias, úlceras ni lesiones de piel.

f. *Examen físico*

Signos vitales

Presión arterial: 135/87 mmHg.
Pulso: 90 por minuto.
Temperatura: 36,5°C.
Saturación de O_2 ambiental: 96%.

Examen físico general

Cardiopulmonar sin alteración.
Abdomen se palpa globo vesical.
Extremidades: pulsos presentes, sin edema.
Sin lesiones en piel, ni mucosas.
Tacto rectal con fecaloma.

Examen neurológico

En vigilia, orientada en tiempo y espacio. Sin alteración del habla ni lenguaje.

Pares craneales: Fondo de ojo, papila rosadas, planas, de bordes netos. Agudeza visual conservada, sin alteración de visión de colores, sin restricción del campo visual. Sin compromiso del resto de pares craneales.

Motor: paresia crural derecha M1/5 y crural izquierda M4/5, ROT exaltados mayor a derecha y reflejos plantares extensores bilaterales, con aumento del tono mayor a derecha.

Sensibilidad: hipoestesia termoalgésica de nivel T6, 20/100 a izquierda y 40/100 a derecha con hipopalestesia mayor a derecha.
Cerebelo: sin dismetría en extremidades superiores, resto no evaluable por paresia.
Signos meníngeos negativos.
Marcha no es posible, paciente en silla de ruedas no logra bipedestación.

g. Exámenes clínicos complementarios

El estudio general (hemograma, perfil bioquímico, electrolitos, etc.) resultó dentro de rango normal.

h. Diagnósticos de ingreso

SINDROMÁTICO

Mielopatía de instalación subaguda.

TOPOGRÁFICO

Médula dorsal.

ETIOLÓGICO

Mielopatía inflamatoria (mielitis).

i. Exámenes complementarios específicos

Se realiza resonancia magnética (RM) de médula espinal: señal hiperintensa en médula espinal desde T3 a T9 anterior y probable foco en cono medular (Figuras 1 y 2). RM de encéfalo sin lesiones.

Estudio de Líquido Cefalorraquídeo: 24 glóbulos blanco/mm3, proteínas 78 mg/dl, glucosa 63 mg/dl.

VIH negativo, C3-C4 normales, FR negativo.

j. Cuadro clínico

SEGUNDA PARTE

Con diagnóstico de mielitis longitudinalmente extensa se trata con bolos de Metilprednisolona intravenosos 1 gr al día por 5 días, pero por ausencia de respuesta se decide traslado a hospital clínico UC-Christus para realizar plasmaféresis.

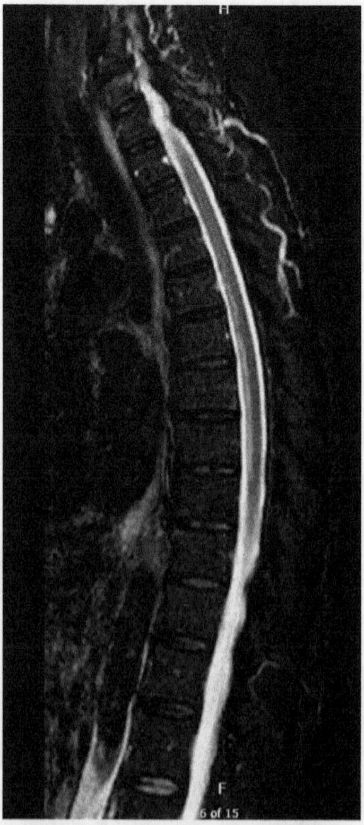

Figura 1. RM dorsal T2 sagital.

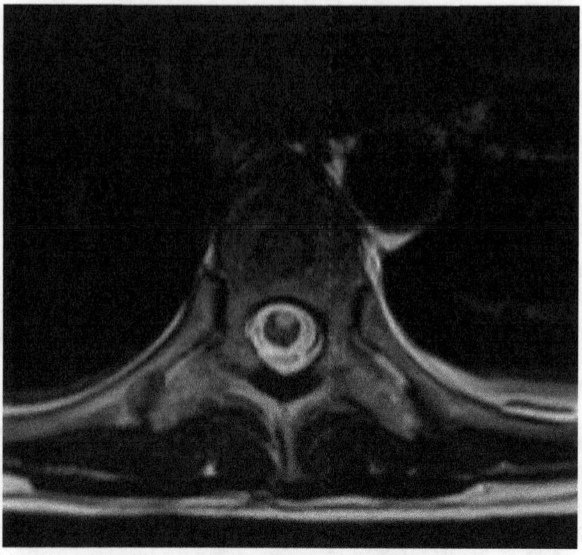

Figura 2. RM médula dorsal T2 axial.

Al ingreso, paciente se encuentra hemodinámicamente estable, afebril, con sonda Foley. Examen neurológico sin cambios con respecto al descrito previamente.

Se complementa estudio etiológico:

- RM hiperintensidad de T5 a T9 y en cono medular con leve efecto de masa que capta contraste en forma discontinua.
- Control de LCR: citoquímico 5 glóbulos blancos/mm3.
- Bandas oligoclonales negativas.
- Síntesis intratecal de IgG elevada.
- Cultivo aeróbico LCR negativo.
- PCR LCR Virus Herpes simplex 1 y 2, varicela zóster, citomegalovirus y RT-PCR enterovirus en LCR negativos.
- FR (-), ANA (-), anti DNA (-), C3- C4 dentro de rango normal, ANCA (-), perfil ENA (-), AC antifosfolípidos (-).
- HIV y RPR no reactivos.
- Potenciales evocados visuales normales.
- Anticuerpos antiaquaporina 4 (clínica Mayo) negativos (poscorticoides).
- IgM Mycoplasma pneumonia positiva.

Se completan 5 plasmaféresis, bien toleradas, presentando leve hipotensión que responde a aporte de suero fisiológico. Por hallazgo de IgM Mycoplasma se decidió tratar con Claritromicina por 14 días. Desde su ingreso comienza con rehabilitación kinésica que al alta continúa en clínica de rehabilitación y posteriormente en su casa de manera regular.

En el control ambulatorio a los 6 meses la paciente camina sin apoyo, buena continencia urinaria, constipación manejada con lactulosa. Al examen destaca paresia crural derecha M4/5 con piramidalismo ipsilateral y espasticidad marcada, hipoestesia termoalgésica izquierda.

La RM control no hay lesiones nuevas. En controles durante seguimiento por 4 años, no ha presentado nueva sintomatología, la RM estable y la paciente camina sin apoyo, mantiene piramidalismo crural derecho e hipoestesia termoalgésica crural izquierda, buena continencia urinaria y buen manejo de constipación. Realiza ejercicio regular por su cuenta.

II. Comentario del caso

En este caso estamos frente a una consulta infrecuente o inhabitual, lo que enfatiza el cuidado de la historia clínica para caracterizar no solo el dolor inicial sino además los cambios que se suceden (de dolor abdominal atípico a dolor tipo neuropático y con distribución dermatomérica) y de realizar un examen físico que incluya el examen neurológico. Es posible que la alteración del examen sensitivo y motor sugerentes del origen medular de la sintomatología de la paciente o no eran claros o no fueron ponderados adecuadamente en su inicio (1).

La instalación subaguda, en horas o días, de déficit sensitivos o motores suele tener este problema, el paciente refiere síntomas que para él mismo son difíciles de caracterizar y si no existe un seguimiento evolutivo riguroso en términos en actualizar la historia y el examen neurológico completo pueden interpretarse erróneamente, muchas veces como cuadros ansiosos y sin importancia. Desgraciadamente, en términos de cerrar el caso antes de tiempo, algunos de ellos pueden recuperarse espontáneamente y no se realiza el diagnóstico hasta tiempo después, ya sea por hallazgo en exámenes radiológicos o la aparición de otros síntomas.

En el caso de nuestra paciente, evoluciona en 48 horas con compromiso motor marcado imposibilitando la marcha, retención urinaria e hipoestesia con nivel sensitivo que la hacen volver a consultar.

Con esta sintomatología, ya es evidente un compromiso medular con afectación piramidal, nivel sensitivo y alteración termoalgésica asociada a retención urinaria y fecaloma de instalación subaguda, lo que clínicamente nos descarta las causas de instalación aguda o ictal como las vasculares (que habitualmente se plantean en casos de presentación aguda < 4 horas en llegar al cenit) o traumáticas (2). Por otro lado, la instalación subaguda también hace muy poco probable mielopatías compresivas, nutricionales o tumorales de instalación más crónica (habitualmente más de 4 semanas), dejando como etiologías más probables las mielopatías inflamatorias infecciosas y no infecciosas (4,5,6,8,9).

En este contexto, es fundamental no solo caracterizar los síntomas y su instalación en el tiempo, sino que es central revisar síntomas sugerentes de cuadros neurológicos previos, antecedentes mórbidos, enfermedades crónicas, autoinmunes, infecciosas, antecedentes de vacunaciones, viajes, tipo de dieta, etc., que nos ayuden a orientarnos en la etiología (3,18).

El estudio específico con RM del neuroeje (7,8,13,14) nos permitirá evaluar las características de la lesión medular, su extensión cráneo-caudal y transversal, la captación de contraste, si hay compromiso meníngeo y/o radicular, si la lesión es única o múltiple, la presencia de lesiones en tronco y/o supratentoriales, lo que además nos ayudará tanto en diagnóstico etiológico como en riesgo de recurrencias (3). Por ejemplo, un paciente que debuta con un primer evento de mielitis transversa, y en la resonancia evidenciamos una lesión ovoidea de un segmento, asociado a dos lesiones periventriculares supratentoriales, una de ellas captante de gadolinio, ya lograremos definir que la paciente presenta diseminación en tiempo y espacio de una Esclerosis Múltiple (EM), lo cual, asociado al descarte de otras patologías, indicaría un riesgo de 80% de presentar un nuevo brote, y, en consecuencia, la paciente se beneficiaría de iniciar terapia inmunomoduladora específica. En el caso específico de la paciente, la presencia de una lesión longitudinalmente extensa, sin lesiones encefálicas, nos hace sospechar desde un principio una mielitis infecciosa/parainfecciosa o en contexto de un espectro neuromielitis óptica (NMO) (11,12,13,14).

El estudio del líquido cefalorraquídeo es fundamental, y nos va a ayudar a separar las causas inflamatorias infecciosas de las no infecciosas, ya que el citoquímico nos orientará según el número de células, la alteración en las proteínas y la glucorraquia. De manera más certera, podemos hacer el descarte de infecciones por los cultivos y PCR de patógenos habituales. En esta paciente tenemos un LCR inflamatorio con 24 glóbulos blancos/mm3, leve alza de proteínas 78 md/dl, glucosa 63 mg/dl (normal) y síntesis intratecal de inmunoglobulinas elevada, lo que nos muestra inflamación, pero no en rangos de infección donde esperaría mayor alza de glóbulos blancos (mayor a 100) con hipoglucorraquia variable dependiendo de si fuera viral o bacteriana.

Los cultivos aeróbicos negativos y PCR de virus más frecuentes herpes simplex 1 y 2, varicela zoster, citomegalovirus y enterovirus descartan razonablemente una causa infecciosa mediada por estos microorganismos (8,9,10). Y se hacen más probables las causas inflamatorias no infecciosas, autoinmunes, ya sea en el contexto de una enfermedad autoinmune sistémica o del sistema nervioso central, o una respuesta autoinmune gatillada por alguna noxa específica como pudiera ser una infección viral previa o vacunación. Esta activación secundaria del sistema inmune se genera habitualmente 2 a 3 semanas posterior a la noxa inicial.

En este caso no hay antecedentes de enfermedades crónicas autoinmunes sistémicas, y al realizar una revisión por sistema de síntomas tampoco hay historia de artralgias, úlceras orales, Raynaud, etc., que nos hagan sospechar alguna de estas causas. A pesar de esto es fundamental realizar un estudio de marcadores con anticuerpos de enfermedades autoinmunes sistémicas lo más completo posible, el que resultó negativo en nuestra paciente. Dentro de las enfermedades autoinmunes propias del sistema nervioso central, tenemos las enfermedades desmielinizantes crónicas, siendo la más frecuente de ellas la EM, donde las mielitis son una presentación típica. Sin embargo, en este caso, llama la atención la edad de presentación (el promedio de inicio de esclerosis múltiple es a los 30 años), las características de la lesión medular longitudinalmente extensa (más largas que 3 segmentos medulares, a diferencia de EM en que son cortas, menores a 2 segmentos), la ausencia de bandas oligoclonales (presentes en alrededor del 85% de los pacientes con EM), y la ausencia de otras lesiones encefálicas, en tronco, periventriculares o yuxtacorticales (16). La otra enfermedad desmielinizante crónica es el espectro NMO, donde encontramos lesiones medulares longitudinalmente extensas, por lo que es fundamental realizar el estudio de anticuerpos anti aquaporina 4, el que fue negativo en nuestra paciente. Sabemos que la sensibilidad de la prueba es alrededor del 70%, por lo que un resultado negativo no descarta la enfermedad y la evolución clínica, así como la aplicación de los criterios diagnósticos (incluso en pacientes seronegativos o con estudio desconocido) será nuestra mejor herramienta.

Hoy en día se suma al espectro NMO, la detección de anticuerpos anti MOG, los que no se realizaron en esta paciente debido a que no estaban disponibles (17).

En este caso el hallazgo de IgM para Mycoplasma en el LCR en ausencia de otros patógenos, hace planteable el diagnóstico de mielitis parainfecciosa por Mycoplasma, aunque no tengamos el antecedente de síntomas respiratorios previos. El diagnóstico de infección por Mycoplasma es complejo porque la serología es poco sensible y específica, y la detección del Mycoplasma puede ser colonización y no una infección activa.

Finalmente, la evolución y el seguimiento clínico e imagenológico son fundamentales para definir con mayor seguridad la etiología o al menos descartar causas que requieran otro tratamiento específico.

En relación con la terapia de la mielitis aguda, los esteroides en dosis altas siguen siendo la primera línea, la plasmaféresis como segunda línea (debe instaurarse de forma precoz, idealmente antes de los 10 días de evolución en casos de mielitis severas) y la rehabilitación multidisciplinaria que debe realizarse desde el inicio es fundamental, pudiendo lograrse buenos resultados funcionales, como en esta paciente (15).

El caso nos permite ilustrar la fuerza del valor de la clínica en cuanto a historia y examen neurológico para identificar un compromiso mielopático clásico, y la potencial complejidad de los métodos auxiliares al diagnóstico para definir la etiología.

Referencias

1. Flanagan EP. Autoimmune myelopathies. *Handb Clin Neurol.* 2016; 133: 327-51.
2. Cree BA. Acute inflammatory myelopathies. *Handb Clin Neurol.* 2014; 122: 613-67.
3. Kimbrough DJ, Mealy MA, Simpson A, Levy M. Predictors of recurrence following an initial episode of transverse myelitis. *Neurol Neuroimmunol Neuroinflamm.* 2014; 1(1): e4.
4. Nichtweiss M, Weidauer S. Differential Diagnosis of Acute Myelopathies: An Update. *Clin Neuroradiol.* 2015; 25(Suppl 2): 183-7.
5. Greenberg BM, Frohman EM. Immune-mediated myelopathies. *Continuum* (Minneap Minn). 2015; 21(1 Spinal Cord Disorders): 121-31.
6. Jacob A, Weinshenker BG. An approach to the diagnosis of acute transverse myelitis. *Semin Neurol.* 2008; 28(1):105-20.
7. Grayev AM, Kissane J, Kanekar S. Imaging approach to the cord T2 hyperintensity (myelopathy). *Radiol Clin North Am.* 2014; 52(2): 427-46.
8. Tali ET. Spinal infection. *Neuroimaging Clin N Am.* 2015 May; 25(2): xv.

9. Schmalstieg WF, Weinshenker BG. Approach to acute or subacute myelopathy. *Neurology.* 2010; 75(18 Supplement 1): S2-8.
10. Borchers AT, Gershwin ME. Transverse myelitis. *Autoimmun Rev.* 2012; 11(3): 231-48.
11. Dubey D, Pittock SJ, Krecke KN, Flanagan EP. Association of Extension of Cervical Cord Lesion and Area Postrema Syndrome With Neuromyelitis Optica Spectrum Disorder. *JAMA Neurol.* 2017; 74(3) :359-61.
12. Ginsberg L. Myelopathy: chameleons and mimics. *Pract Neurol.* 2017; 17(1): 6 -12.
13. Weidauer S, Wagner M, Nichtweiss M. Magnetic Resonance Imaging and Clinical Features in Acute and Subacute Myelopathies. *Clin Neuroradiol.* 2017; 27(4): 417-33.
14. Wendebourg MJ, Nagy S, Derfuss T, Parmar K, Schlaeger R. Magnetic resonance imaging in immune-mediated myelopathies. *J Neurol.* 2019. Disponible en: https://doi.org/10.1007/s00415-019-09206-2. [consultado el 10 de diciembre de 2019].
15. Zalewski NL, Flanagan EP, Keegan BM. Evaluation of idiopathic transverse myelitis revealing specific myelopathy diagnoses. *Neurology.* 2018; 90(2): e96-e102.
16. Peñailillo E, Zerega M, Guerrero E, Ciampi E, Uribe R, Cárcamo C, *et al.* Ensayo pictórico: Diagnóstico diferencial radiológico en Esclerosis Múltiple. *Rev Chil. Radiol.* 2019; 25(1): 5-19.
17. Cárcamo C, Ciampi E. Espectro Neuromielitis Óptica. Enfermedades por anticuerpos anti AQP4 y anti-MOG. *Cuadernos de Neurología Pontificia Universidad Católica de Chile* 2019; Segunda serie(1): 150-68. Disponible en: https://medicina.uc.cl/publicacion/cuadernos-de-neurologia/ [Consultado el 10 de diciembre de 2019].
18. Mariano R, Flanagan EP, Weinshenker BG, Palace J. A practical approach to the diagnosis of spinal cord lesions. *Pract Neurol.* 2018; 18(3): 187-200.

Caso 19
Paraparesia crónica proximal

Carlos Navarrete Maldonado, Daniela Navarrete-Balart

I. Historia

a. En quién ocurre la enfermedad

Paciente masculino, 60 años, casado, padre de 4 hijos sanos, educación universitaria completa con estudios de posgrado. Autovalente con actividad laboral vigente.

b. Factores de riesgo personales

Sin antecedentes mórbidos personales conocidos ni patologías crónicas. No fuma, bebe alcohol con moderación socialmente. No es usuario de drogas.

Sin antecedentes coronarios o sincopales. Sin antecedentes en la familia de epilepsia u otras patologías neurológicas.

Como antecedente familiar tiene un hermano fallecido a los 40 años por causa cardíaca (al parecer arritmia fatal).

c. Situación de consulta

Consulta en clínica privada para opinión especializada y estudio electrodiagnóstico. Los antecedentes son aportados por el propio paciente.

d. Cuadro clínico

Primera parte

Paciente consulta por cuadro de 2 años de evolución, con dificultad para caminar distancias largas, subir escaleras o levantarse de asientos bajos (como el del automóvil), requiriendo ayuda con sus manos para incorporarse. Su percepción y la de su esposa es que esta dificultad es lentamente progresiva con periodos de estabilización de 1 a 2 meses, pero ya está siendo difícil viajar (actividad frecuente para él) y permanecer de pie por periodos prolongados.

No requiere de bastón ni de otra ayuda. No menciona síntomas en extremidades superiores, ni compromiso de músculos faciales, orbitarios u oculares.

No refiere síntomas sensitivos, no ha tenido caídas ni desequilibrio. Niega calambres y episodios de debilidad aguda.

Refiere que está mejor por las mañanas que en horario vespertino, sin una clara fluctuación en relación al ejercicio. No ha presentado mucosas secas, salivación excesiva o diaforesis. Indica que al caminar un par de cuadras se sienta a descansar, sin dolor, pero que si es necesario podría seguir caminando hasta unas 10 cuadras al menos. Nunca ha tenido orinas oscuras.

e. Examen físico

Signos vitales

Normales.

Examen físico general

Buen estado general, hidratado, sin adenopatías palpables.
Piel sin estigmas neurocutáneos, exantemas, ni lesiones agudas.
Examen cardiopulmonar sin hallazgos patológicos.
Abdomen blando, depresible, indoloro. Sin visceromegalias. RHA presentes, normales. Pulsos distales presentes y simétricos.

Examen Neurológico

En vigilia y orientado temporoespacialmente. Lenguaje verbal espontáneo sin alteraciones, sin disartria.

Pares craneales: Pupilas isocóricas reactivas, sin defecto pupilar aferente relativo. Fondo de ojo con papila bordes netos, sin lesiones de pigmentación de retina. Oculomotilidad conservada, ligera ptosis de ojo derecho no fatigable. Sin diplopía en mirada a 30°.

Sensibilidad facial normal, reflejos corneales presentes, reflejo maseterino ausente. Facie simétrica, sin debilidad. Sin nistagmo espontáneo. Audición al examen clínico normal bilateral. Motilidad lingual y palatina normal. Lengua trófica sin fasciculaciones, sin debilidad.

Motor: Tono muscular sin alteración. Trofismo conservado.

Fuerza en extremidades superiores (EESS)

- Extensores y flexores de cuello M5.
- Deltoides, bíceps, tríceps, extensor común de los dedos, extensores y flexores de muñeca M5 bilateral.
- Flexor superficial de dedos M4 bilateral. Interóseos dorsales y Abductor brevis pollicis M5 bilateral.

Fuerza en extremidades inferiores (EEII):

- Flexor de cadera M3 bilateral.
- Glúteo mayor y medio M3 bilateral.
- Cuádriceps M4 bilateral.
- Tibial anterior y gastrocnemios M5 bilateral.
- Isquiotibiales M4 bilateral.

Sin debilidad abdominal, Signo Beevor (desplazamiento hacia cefálico del ombligo al flexionar tronco) ausente. Espirometría numérica normal.
Reflejos osteotendíneos: EESS ++/++, normales. EEII: reflejo patelar +/++ bilateral, aquiliano +/++ bilateral. Reflejo plantar flexor bilateral. Miotonía ausente, respuesta idiomuscular normal, fasciculaciones (-).
Sensibilidad: palestesia y batiestesia conservada en dígitos y ortejos. Sensibilidad epicrítica y termoalgésica conservada.
Cerebeloso: disdiadococinesia (-), dismetría (-), Romberg (-).
Marcha: destaca marcha anadina (+). Signos meníngeos (-).

f. Exámenes clínicos complementarios

Se realizan exámenes sanguíneos generales y electrocardiograma (Tabla 1).

Tabla 1. Exámenes complementarios.

Exámenes de Laboratorio Generales	
Hematocrito	43.5%
Hemoglobina	14.4 g/dl
Leucocitos	4.85 /mm3
Plaquetas	165 /mm3
VHS	2.5 mm/hr
Perfil bioquímico	ELP, Gases venosos, Magnesio, Fósforo normal.
AST/GOT	41 mg/dl
Fosfatasas alcalinas	61 U/L
Bilirrubina total	1.0 mg/dl
CK total	Normal
Ácido láctico	10.4 mg/dl
Hormonas Tiroideas	Normales
Electrocardiograma	Normal

g. Diagnósticos

SINDROMÁTICO

Paraparesia predominio proximal.

TOPOGRÁFICO

- Unidad motora, en orden de sospecha: Músculo, Unión neuromuscular, motoneurona, nervio periférico.
- Médula.

ETIOLÓGICO

- Miopatía, sospecha Miositis por cuerpos de inclusión (IBM) v/s Distrofia de cinturas.
- Síndrome miasténico, sospecha Eaton-Lambert v/s Miastenia Gravis.
- Enfermedad de la motoneurona, sospecha esclerosis lateral amiotrófica (ELA).
- Neuropatía crónica adquirida, sospecha de polineuropatía desmielinizante inflamatoria crónica (siglas en inglés, CIDP).
- Mielopatía, sospecha fístula dural v/s degeneración combinada subaguda.

h. Exámenes complementarios específicos

- Resonancia médula completa: informada normal.
- Holter de ritmo cardíaco: Normal.
- Estudio electrofisiológico:
  - velocidades de conducción nerviosa (VCN): Velocidades, latencias y amplitudes normales en 4 extremidades
  - electromiografía: Trazado de tipo miopático en músculos proximales de EEII, con fibrilaciones escasas, sin fasciculaciones, sin descargas repetitivas complejas. Sin otra actividad espontánea de fibra muscular
- Electromiografía de fibra única: muestra medición de Jitter anormal con promedio de 150 mcs (VN <50). (Figuras 1 y 2)
- Test estimulación repetitiva: Normal a 3 ciclos por segundo. Sin potenciación anormal posesfuerzo.
- Anticuerpos anti-AchR, Anticanales de calcio tipo N y P/Q, Anti-VGCCAB y Antimúsculo estriado negativos.

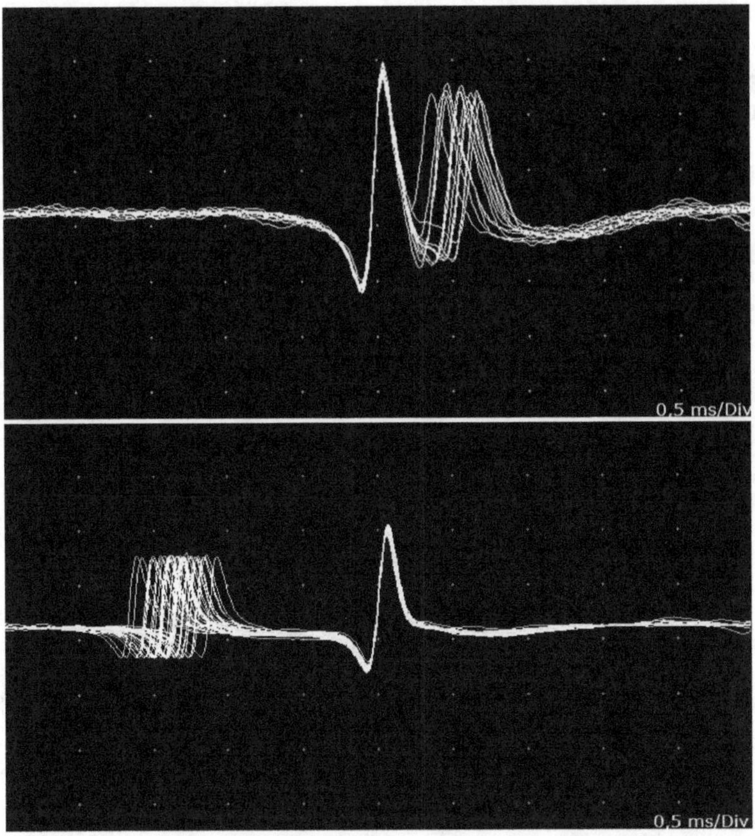

Figuras 1 y 2: Electromiografía de fibra única que muestra Jitter anormal.

i. Cuadro clínico

SEGUNDA PARTE

Paciente evoluciona estable, sin progresión de debilidad o mejoría. No se agregan otros síntomas. En este contexto se decide realizar biopsia muscular (cuádriceps izquierdo) para complementar estudio.

A la espera del procedimiento, se obtiene como hallazgo que aparentemente un primo lejano por línea materna (sospecha por mismo apellido) presentaba diagnóstico de "parálisis periódica diskalémica" genéticamente confirmada, por lo que se solicita a paciente consultar en familia de primer y segundo grado por clínica de debilidad proximal o debilidad aguda con recuperación interepisodios. En control neurológico posterior paciente refiere al menos 5 familiares con la clínica descrita anteriormente, por lo que se decide suspender biopsia y se solicita estudio genético de parálisis periódica considerando antecedentes familiares (Figura 3). Se recibe posteriormente resultado positivo para mutación heterocigota en canal de calcio voltaje dependiente del músculo esquelético (CACNA1S, c.1583G>A.) considerada variante patogénica causante de parálisis periódica hipokalémica (HPP, por sus siglas en inglés).

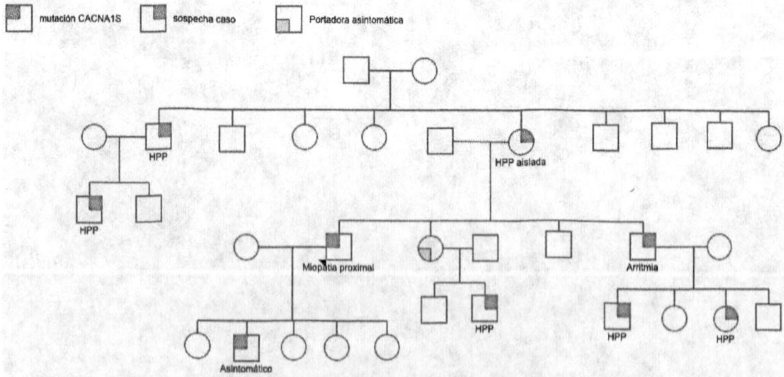

Figura 3. Genograma de paciente.

Se puede observar caso probando con mutación confirmada de gen CACNA1S, hallazgo encontrado también en primogénito. Adicionalmente se observan seis familiares con clínica de HPP, sin diagnóstico molecular genético realizado, un hermano de caso probando con arritmia, cuyos hijos presentan clínica de HPP y una hermana de caso probando como probable portadora de mutación asintomática.

II. Comentario del caso

Dentro de los diagnósticos diferenciales iniciales planteados se debe dirigir la aproximación clínica con un enfoque a partir de los hallazgos semiológicos y el diagnóstico sindromático para luego plantear el diagnóstico etiológico más probable. De los aspectos clínicos más relevantes del caso se encuentran la edad de inicio de la debilidad, la ausencia de fatigabilidad, la ausencia de compromiso esfinteriano, un examen sensitivo normal, destacando solo debilidad proximal de EEII y distal de EESS, sin atrofia e hiporreflexia en EEII.

Una vez establecido que el cuadro parece de origen periférico se plantean aquellos diagnósticos que sean más frecuentes en este grupo etario y cuya semiología sea consistente con los síntomas y signos del paciente. Por lo anterior y por frecuencia, se debe investigar la posibilidad de una miopatía inflamatoria; dentro de estas podemos encontrar la miositis por cuerpos de inclusión (IMB), dermatomiositis, polimiositis y miopatía necrotizante (Tabla 2) (1,2).

Tabla 2. Características de las Miopatías Inflamatorias.

	Dermatomiositis	Polimiositis – Síndrome antisintetasa	Miositis necrotizante inmunomediada	Miositis por cuerpos de inclusión
Clínica	Debilidad simétrica proximal. Compromiso de la piel.	Debilidad simétrica proximal. Compromiso de pulmón y articulaciones.	Debilidad severa proximal y simétrica.	Debilidad asimétrica de flexores de dígitos y cuádriceps.
Histología	Atrofia perifascicular Infiltración perivascular.	Necrosis perifascicular. Fragmentación perimisial.	Necrosis sin inflamación.	Vacuolas con bordes ribeteados (cuerpos de inclusión).
Creatinkinasa (UI/L)	Normal a 1.000	Entre 500 y 1.000	Entre 1.000 y 10.000	Normal a 500
Respuesta a inmunoterapia	Sí	Sí	Sí	No
Autoanticuerpos asociados	Anti-SAE, Anti-MI2, Anti MDA-5, Anti-TIF 1 γ, Anti-NXP2	Anti-Jo1, PL12, PL7, EJ, Zo, OJ, Ha, KB	Anti-SRP Anti-HMGCR	Anti-CN1a

Adaptado de: Schmidt J. Current Classification and Management of Inflammatory Myopathies. *Journal of Neuromuscular Diseases*. 2018;5(2):109-129).

Desde el punto de vista clínico nuestro paciente tiene un cuadro indiferenciable de una Miositis por Cuerpos de Inclusión (IBM), que se caracteriza por una edad de inicio mayor a 50 años, mayor frecuencia en varones y debilidad de cuádriceps y flexores superficiales de los dedos (clínica compatible con la referida por el paciente del caso presentado) (1,2).

La dermatomiositis y la polimiositis son miopatías inflamatorias que pueden ocurrir en contexto de un síndrome antisintetasa que se caracteriza por compromiso multisistémico y frecuentemente con autoanticuerpos positivos (Anti Jo1 y Anti PL12). Ambas etiologías se deben considerar en este paciente, sin embargo no existen síntomas de compromiso de otros sistemas (piel, pulmón, riñón, digestivos, etc.), ni refiere disfagia o mialgias, ambos síntomas frecuentes en entidades inflamatorias musculares (1,2).

La miositis necrotizante es otra etiología a descartar, caracterizándose por su asociación al uso de estatina y creatinkinasa (CK) diez veces el valor normal, hallazgos no evidenciados en nuestro paciente (1).

Otro diagnóstico etiológico planteado por la clínica del paciente, quien refería que presentaba fluctuaciones en la debilidad, asociado a un estudio posterior con resultado de Jitter alterado (electromiografía de fibra única), es el síndrome miasteniforme de Eaton-Lambert. Este diagnóstico fue inicialmente descartado debido a que se pudo objetivar que el paciente no presentaba fluctuaciones de la debilidad ni diaforesis (ambos elementos clínicos característicos del síndrome) (3). Adicionalmente en el estudio electrofisiológico no presentaba potenciación posejercicio. Además posteriormente la determinación de anticuerpos anticanales de calcio voltajedependientes presinápticos fue negativa.

La ELA, como enfermedad de la motoneurona esporádica, es planteable en este paciente considerando el grupo etario y la ausencia de compromiso sensitivo subjetivo y objetivo; sin embargo hay ausencia de fasciculaciones y signos de primera motoneurona, los cuales casi siempre acompañan cuadros de este tipo (4).

El CIDP se presenta a veces con alteración de la marcha y debilidad muscular proximal y distal, sin embargo se acompaña de síntomas y signos sensitivos, pérdida de reflejos de estiramiento muscular, y el estudio de VCN generalmente presenta hallazgos que hacen evidente el proceso desmielinizante de los nervios periféricos (5).

Este es un caso clínico de presentación poco frecuente de parálisis periódica hipokalémica, las cuales clínicamente suelen presentarse como episodios de debilidad (paraparesia o tetraparesia) de inicio agudo y duración variable, frecuentemente asociado a factores gatillantes (alimentación alta en carbohidratos, ejercicio, fármacos, enfermedad tiroidea, etc.) con periodos interepisodios asintomáticos (6). Las parálisis periódicas pueden dividirse en aquellas hiperkalémicas, normokalémicas o hipokalémicas, siendo estas últimas las más frecuentes, causadas en su gran mayoría por mutaciones autosómicas dominantes en gen CACNA1S (7).

El gen CACNA1S codifica para la subunidad alfa 1s del canal de calcio voltaje dependiente del músculo esquelético ubicado en las invaginaciones del sarcolema (túbulos T) en estrecha relación con el canal RYR1 del retículo sarcoplásmico (8). Esta subunidad permite el adecuada acoplamiento excitación-contracción del miocito, permitiendo la despolarización de la membrana muscular y la subsecuente salida de calcio del retículo sarcoplásmico para favorecer la contracción muscular. Mutaciones en este gen producen una disfunción de este acoplamiento produciendo la pérdida de la despolarización de membrana y, por lo tanto, una incapacidad para contraer la fibra muscular observándose clínicamente como una debilidad aguda (9). Adicionalmente, cabe destacar que la mayoría de las parálisis periódicas evolucionan hacia una miopatía histopatológicamente descrita como vacuolar, que puede producir a largo plazo debilidad permanente (10,11).

La presentación clínica más frecuente de esta mutación es la HPP, sin embargo en la literatura se han descrito diferentes fenotipos clínicos asociados a diferentes mutaciones de este gen, describiéndose principalmente: parálisis periódica tirotóxica, susceptibilidad a hipertermia maligna, hiperkalemia +/- rabdomiolisis, miopatías congénitas y miopatía proximal (12-15). Previamente se han descrito reportes en la literatura sobre la variabilidad fenotípica en familias cuyos integrantes presentan la misma mutación patogénica (10,16).

En el caso presentado puede verse que la presentación atípica del paciente inicialmente no orienta hacia una HPP, es por esto que este caso permite destacar la importancia de la obtención completa de los antecedentes neurológicos familiares, quienes pueden no estar diagnosticados o no presentar la misma clínica que el caso índice, requiriendo que se indague en ellos en más de una consulta. Por otro lado, es el especialista quien debe tener conocimiento sobre aquellas enfermedades cuyo fenotipo clínico es variable interfamilia, para que al preguntar por antecedentes familiares que presenten cuadros clínicos diferentes exista una sospecha diagnóstica que permita orientar el estudio.

Referencias

1. Schmidt J. Current Classification and Management of Inflammatory Myopathies. *J Neuromuscul Dis*. 2018; 5(2): 109-129.
2. Selva-O'Callaghan A, Pinal-Fernandez I, Trallero-Araguás E, Milisensa JC, Grau-Junyent JM, Mammen AL. Classification and management of adult inflammatory myopathies. *Lancet Neurol* 2018; 17(9): 816–828.
3. Motomura M, Nakata R, Shiraishi H. Lambert-Eaton myasthenic syndrome: Clinical review. *Clinical and Experimental Neuroimmunology*. 2016; 7(3): 238-245.
4. Zarei S, Carr K, Reiley L, Diaz K, Guerra O, Altamirano PF, *et al.* A comprehensive review of amyotrophic lateral sclerosis. *Surg Neurol Int*. 2015; 6: 171.

5. Mathey EK, Park SB, Hughes RA, Pollard JD, Armati PJ, Barnett MH, *et al.* Chronic inflammatory demyelinating polyradiculoneuropathy: from pathology to phenotype. *J Neurol Neurosurg Psychiatry*. 2015; 86(9): 973-85.
6. Statland JM, Fontaine B, Hanna MG, Johnson NE, Kissel JT, Sansone VA, *et al.* Review of the Diagnosis and Treatment of Periodic Paralysis. *Muscle Nerve*. 2018; 57(4): 522-30.
7. Weber F, Lehmann-Horn F. Hypokalemic Periodic Paralysis. GeneReviews® [Internet]. 2018. Disponible en: https://www.ncbi.nlm.nih.gov/books/NBK1338/ [Consultado el 1 de diciembre de 2019].
8. Zamponi GW, Striessnig J, Koschak A, Dolphin AC. The Physiology, Pathology, and Pharmacology of Voltage-Gated Calcium Channels and Their Future Therapeutic Potential. *Pharmacol Rev*. 2015; 67(4): 821-70.
9. U.S National Library of Medicine, National Institutes of Health. CACNA1S gene. Genetics Home Reference. 2019. Disponible en: https://ghr.nlm.nih.gov/gene/CACNA1S [consultado el 1 de diciembre de 2019].
10. Links TP, Zwarts MJ, Wilmink JT, Molenaar WM, Oosterhuis HJ. Permanent Muscle Weakness In Familial Hypokalaemic Periodic Paralysis. *Brain*. 1990; 113(Pt 6): 1873-89.
11. Meyer T, Jurkat-Rott K, Huebner A, Lehmann-Horn F, Linke P, Van Landeghem F, *et al.* Progressive muscle atrophy with hypokalemic periodic paralysis and calcium channel mutation. *Muscle Nerve*. 2008; 37(1): 120-4.
12. Beam TA, Loudermilk EF, Kisor DF. Pharmacogenetics and pathophysiology of CACNA1S mutations in malignant hyperthermia. *Physiol Genomics*. 2017; 49(2): 81-7.
13. Anandan C, Cipriani MA, Laughlin RS, Niu Z, Milone M. Rhabdomyolysis and fluctuating asymptomatic hyperCKemia associated with CACNA1S variant. *Eur J Neurol*. 2018; 25(2): 417-19.
14. Schartner V, Romero NB, Donkervoort S, Treves S, Munot P, Pierson TM, *et al.* Dihydropyridine receptor (DHPR, CACNA1S) congenital myopathy. *Acta Neuropathol*. 2017; 133(4): 517-33.
15. Moris G, Martínez L, Aurora A, Álvarez V. Proximal myopathy without episodic weakness in relation with a probable novel mutation of the CACNA1S gene. *Neuromuscular Disorders*. 2017; 27(Supp 2): S165.
16. Chalissery AJ, Munteanu T, Langan Y, Brett F, Redmond J. Diverse phenotype of hypokalaemic periodic paralysis within a family. *Pract Neurol* 2018; 18(1): 60-65.

Sección V
Alteración del movimiento

Caso 20
Movimientos anormales en adulto joven

Roque Villagra Castro

I. Historia

a. En quién ocurre la enfermedad

Se trata de un varón de 19 años, estudiante de arquitectura, vive con sus dos padres y una hermana cuatro años mayor, autovalente hasta el comienzo de su cuadro.

b. Factores de riesgo personales

Sin antecedentes mórbidos personales conocidos. No se sabe de enfermedades neurológicas personales y familiares. No se conoce que tenga factores de riesgo cardiocerebrovasculares (hipertensión arterial, diabetes mellitus, cardiopatías).

Medicamentos: no toma habitualmente. Refiere no padecer de alergias a medicamentos ni alimentos. No sería consumidor de tabaco, alcohol o drogas.

Búsqueda dirigida de signos y síntomas pertinentes al caso, consignados a su ingreso:

Antecedentes perinatales (-).
Trastorno del desarrollo psicomotor o aprendizaje (-).
Epilepsia (-).
Cefalea: muy ocasional.
Síncopes (-).
Movimientos anormales (-).
Fiebre (-).
Trauma y TEC (-).
Antecedente de Depresión (-).
Ingesta de medicamentos por algún tratamiento o con fines suicidas (-).

c. Factores de riesgo comunitarios y ambientales circunstanciales

No existen.

d. Situación de consulta

Consulta en policlínico asociado al servicio de neurología del Hospital del Salvador. Los antecedentes de la historia clínica de ingreso fueron aportados por ambos padres del paciente y complementados por el paciente mismo.

e. Cuadro clínico

Hace un año inicia cuadro caracterizado por ánimo bajo, anhedonia, ideación suicida, refiere estar más lento en sus respuestas y disminución en la concentración, lo que se manifiesta en un deterioro en su rendimiento académico. Al interrogatorio dirigido se precisa que en esa época presentaba un temblor fino cinético de ambas extremidades superiores, que se manifestaba especialmente en sus tareas manuales universitarias (maquetas de arquitectura). Se agrega también sialorrea. Inicialmente se interpretó su cuadro como trastorno del ánimo, iniciando tratamiento con Sertralina y Clonazepam. Se mantuvo en condiciones similares sin mejoría de su cuadro conductual, pero aumentó el temblor y sialorrea. No pudo retomar el semestre universitario. Hace 6 meses en control con su psiquiatra se pesquisó disfagia y baja de peso, sospechando una causa neurológica de su cuadro, por lo que se derivó con nosotros. Evaluado por neurólogo dentro de estudio se solicita resonancia magnética (RM) de cerebro, ceruloplasmina, cupremia y cupruria (frente a la sospecha de Enfermedad de Wilson). Evoluciona en los próximos 2 meses hacia la afagia, por lo que requiere hospitalización e instalación gastrostomía para alimentación.

f. Examen físico

EXAMEN FÍSICO GENERAL

Hidratado. Cabeza: sin alteraciones. Cuello sin aumento de volumen y sin soplos. Corazón RR2T sin soplos. Tórax: murmullo pulmonar presente, sin ruidos agregados. Abdomen: blando depresible, particularmente no se palpan visceromegalias, sin dolor, ruidos presentes.

Extremidades: pulsos pedios presentes, sin edema y sin signos de trombosis venosa. Sin lesiones cutáneas, solo hiperpigmentación en áreas de cicatrices.

EXAMEN NEUROLÓGICO

Mental: en vigilia espontánea. Orientado temporoespacialmente. Lenguaje conservado pero hipofónico, disartria espástica importante, nomina, repite y comprende. Invierte series automáticas (días de la semana y palabras). Memoria corto y largo término sin alteraciones. Juicio y abstracción conservado. Sin apraxias ni agnosias.

Pares craneales: Agudeza visual y campo visual conservado, pupilas isocóricas reactivas, anillo de coloración café verdosa del borde corneal. Oculomotilidad interferida por sacadización en la mirada de seguimiento. Reflejos corneales simétricos. Reflejo maseterino exaltado. Sin paresia facial periférica. Hipomimia. Pares bajos sialorrea constante con una mueca bucal por tracción constante de las comisuras bucales y temblor de protrusión-retracción lingual presente solo al sacar la lengua.

Motor: Fuerzas globalmente disminuidas con hipotrofia muscular generalizada. Bradiquinesia simétrica en 4 extremidades, hipertonía en rueda dentada, temblor postural, cinético y de reposo, posición distónica de manos con flexión de las metacarpofalángicas y extensión de las interfalángicas en extremidades superiores y flexión plantar con inversión de los pies y rotación interna de los muslos en extremidades inferiores, más notable a izquierda. ROT vivos globalmente, plantares flexores.

Sensibilidad superficial y profunda sin alteraciones.

Cerebelo sin alteraciones.

Marcha: logra bipedestación solo con ayuda, no logra marcha por posición involuntaria forzada de los pies, en equino varo, que se intensifica cuando trata de ponerse de pie y caminar.

g. Exámenes clínicos complementarios

Los principales alteraciones de los exámenes de laboratorio son:

Leucocitosis 16.000, hipoalbuminemia 2.9 g/dl, Hipouricemia 0.9 mg/dl, aumento de GPT 80U/L, GGT 163 U/L, Protrombina 54%, ceruloplasmina 3 mg/dl (normal 20-60), cupremia 55 microgramo/dl (normal 70-150) y cupruria 585 microgr/24 horas (normal <60).

Ecotomografía abdominal: Signos de daño hepático crónico y esplenomegalia RM de encéfalo. Disminución de señal y artefacto de susceptibilidad magnética que compromete ambos pálidos y cabeza núcleo caudado, compatible con enfermedad de depósito.

h. Diagnósticos de ingreso

SINDROMÁTICO

Síndrome Frontal Pseudodepresivo.
Síndrome Parkinsoniano.
Síndrome Distónico.
Síndrome Disártrico.
Síndrome Tembloroso.

Topográfico

Ganglios basales.

Etiológico

Enfermedad de Wilson.

De acuerdo con el diagnóstico se inicia tratamiento quelante de cobre, el cual mantiene a la fecha.

II. Comentario del caso

La aproximación de este paciente, que es evaluado por la presencia de movimientos anormales involuntarios, tiene peculiaridades, pues nuestro discernimiento comienza cuando observamos al paciente por primera vez, aun cuando todavía no hemos iniciado las preguntas de la anamnesis. Lo anterior es inevitable e incluso aconsejable, pues tratar de definir fenomenológicamente qué tipo de trastorno del movimiento comanda en la presentación del paciente nos permite acotar nuestra búsqueda a unos pocos diagnósticos diferenciales, y desde ahí con la historia clínica y un examen físico dirigido, apuntar a definir el cuadro específico, delineando agrupaciones de hechos clínicos, que se cristalizan en diagnósticos sindromáticos y mediante algunos exámenes complementarios que permitan con la mayor certeza posible definir el diagnóstico (1). Hacerlo de esta forma no es un mero juego intelectual, dados los crecientes costos de las prestaciones de salud, al solicitar imágenes, test genéticos, metabólicos o electrofisiología a cada uno de los pacientes, la sobrecarga sería imposible para cualquier sistema de salud.

En orden a realizar una aproximación sistemática al caso, primeramente se debe realizar la caracterización del tipo de movimiento o movimientos, si se trata de una modalidad hipercinética, hipocinética o una mezcla de ambas, y, además, cuál es la alteración predominante (2).

Tipos de Movimientos Anormales

Hipokinéticos

Parkinsonismo, caracterizado por la lentitud del movimiento (bradicinesia), la disminución de la amplitud de los movimientos (hipocinesia) y la falta de movimientos como parpadeo, braceo o deglución automática de la saliva (acinesia). Esto frecuentemente va asociado a un aumento del tono muscular, que habitualmente se traduce en posturas corporales mantenidas, como la semiflexión generalizada de la enfermedad de Parkinson o la extensión del cuello en la Parálisis Supranuclear Progresiva.

Hiperkinéticos

Temblor, movimiento sinusoidal, rítmico oscilatorio de un segmento corporal.

Tics; movimiento o vocalización semivoluntaria estereotipada (puede ser inhibida momentáneamente, pero a costa de una creciente sensación de tensión interna).

Corea: breve e irregular, involuntario, impredecible, que fluye o salta de un segmento corporal a otro; normalmente se da en un tono muscular de base hipotónico; cuando compromete a los segmentos más proximales de una extremidad produce amplios desplazamientos que se denominan movimientos balísticos.

Mioclono: es un movimiento de músculos individuales, que producen un salto rápido de un segmento corporal, puede estar presente o estar localizado en un área corporal o puede presentarse en diferentes segmentos, habitualmente en forma aleatoria.

Distonía: se trata de un movimiento más lento y forzado, que puede llevar a posturas mantenidas, con una distribución focal, segmentaria, hemicorporal o generalizada; pueden ser gatilladas por movimientos específicos como escribir o tocar un instrumento y pueden ser temporalmente inhibidas por gestos específicos como tocarse el mentón en una distonía del cuello .

En el caso que presentamos, se trataba de un paciente con una modalidad de alteración hipocinética, se movía lento, caminaba con los brazos en semiflexión, con los pulgares flectados y el resto de los dedos en hiperextensión y sin braceo espontáneo evidente; descomponía los giros, tenía un discreto aumento de la base de sustentación, arrastrando la punta de ambos pies, con una inversión del pie derecho. Su facie era hipomóvil con un gesto constante de una sonrisa congelada, parpadeaba poco, y, ocasionalmente, un hilo de saliva escurría entre sus labios que se mantenían entreabiertos. Presentaba un temblor casi constante de gran amplitud de flexoextensión de extremidades superiores mayor a derecha. Al solicitarle que realizara la prueba de índice-nariz, el temblor adquirió aún mayor amplitud y potencia durante todo el rango del movimiento, no acentuándose al llegar al blanco.

En el examen físico se hizo evidente una rigidez generalizada mayor a derecha que se acentuaba aún más al pedir al paciente que se relajara.

Los hallazgos de esta inspección preliminar apuntan fuertemente a un cuadro parkinsoniano con componentes distónicos, asociado a un temblor rubral (temblor mixto, tanto de reposo como exacerbado en movimiento, proximal, lento, irregular, de gran amplitud, unilateral, generalmente de extremidades superiores) (3). Trazar el perfil evolutivo del cuadro en la historia clínica es de enorme importancia, pues su deterioro palpable en semanas o meses es propio de las enfermedades neurodegenerativas en gente joven o enfermedades metabólicas (4).

Luego la exploración de los antecedentes de exposición a tóxicos es relevante, considerando que los pacientes con intoxicación crónica de manganeso pueden tener una expresión similar, pero esto se produce en faenas mineras y es excepcional en nuestros días. También cobra importancia el uso de medicamentos neurolépticos, que pueden producir la concomitancia de parkinsonismo con discinesias coreicas-distónicas y temblor, gatillado por un cambio de medicamentos o dosificación (recordar que la Metoclopramida, la Flunarizina, la Tietilperazina y la Amiodarona se consideran en la práctica con efecto neuroléptico) (5).

Los pacientes que comienzan con un cuadro parkinsoniano, de debut precoz, antes de los 41 años de edad, tienen algunas particularidades que es conveniente recordar. Primero, el componente genético en esta población es más significativo, siendo evidente en más del 40% de los casos. Segundo, la fuerte asociación personal y familiar a distonía: en estos casos nos referimos a cuadros parkinsonianos en los cuales la única atipia es la coexistencia con distonía y con buena respuesta a Levodopa (6).

Lo que nos permite en este caso descartar una parkinsonismo primario genéticamente determinado es el cortejo de síntomas neuropsicológicos y conductuales. El paciente presentaba una gran latencia en las respuestas, con mucha labilidad emocional. En los test frontales se mostraba con impulsividad y persistencia en los actos motores (go/no go y aplauso), con signo de prehensión presente en ambas manos.

En los pacientes con trastornos cognitivos atribuibles a disfunción frontal o trastornos cognitivos subcorticales, es de mucha importancia obtener una historia cognitivo-conductual desde un tercero cercano, pues algunos desajustes sociales, propios del compromiso frontal-subcortical, no son referidos por el paciente; aún más, muchas veces no son percibidos. Se debe preguntar por falta de iniciativa, impulsividad, desajuste de conductas sociales, y elementos psicóticos. En este caso en particular los padres refirieron falta de iniciativa, desconcentración, pérdida de objetos, olvido de compromisos, desprolijidad, irritabilidad y labilidad emocional y falta de empatía.

Todo esto había sido interpretado antes como síntomas de una depresión, pero al respecto no presentaba antecedentes personales ni familiares de trastorno anímico, y tampoco existía ningún hecho biográfico que explicara este cuadro (7).

En cuanto a los antecedentes familiares de trastornos del movimiento, es importante la búsqueda sistemática de enfermedades con herencia autosómica dominante, como la enfermedad de Huntington o atrofias espinocerebelosas dominantes (SCA). En general se presentan por multiplicación de tripletes que tienen algún grado de relación con la severidad de la enfermedad, por lo cual un padre o madre levemente afectados pueden tener hijos con un cuadro mucho más severo, lo que explica en ocasiones la aparente falta de antecedentes. Por otra parte, condiciones autosómicas recesivas se pueden saltar varias generaciones, por lo cual establecer un pedigrí es dificultoso.

Las formas juveniles de la enfermedad de Huntington pueden presentarse como cuadros parkinsonianos distónicos (variante de Westphal), donde el examen genético es definitorio y habitualmente la herencia autosómica dominante se deja ver en más de una generación (8).

En cuanto a las SCA las 2, 3 y 17 pueden presentarse con parkinsonismo y distonía, además todas las SCA pueden eventualmente presentar temblor como parte del cortejo de síntomas del compromiso cerebeloso (9).

Por último, en lo que llamaríamos un enfoque pragmático, es perentoria la búsqueda rigurosa de enfermedades en las cuales el tratamiento genera evoluciones más favorables para el paciente. Es el caso de la enfermedad de Wilson, cuadro con deterioro motor y cognitivo inexorablemente deteriorante que resulta mortal invariablemente sin tratamiento, pero con grados de respuesta muy importante en algunos pacientes, especialmente cuando el diagnóstico es oportuno.

Desde el punto de vista del hígado, si el paciente no se encuentra con cirrosis avanzada o en falla hepática aguda, la recuperación se observa dentro de los dos primeros años de tratamiento. La evolución neurológica es más variable, si los síntomas fundamentales son neuropsiquiátricos o trastornos hipercinéticos como temblor o corea; el pronóstico es bueno, sin embargo, en aquellos que se presentan como parkinsonismo o distonía; la recuperación raramente es total, probablemente asociados a daños estructurales más profundos. También hay que destacar que puede presentarse un deterioro neurológico en concomitancia con la introducción de la terapia. Lamentablemente no es predecible y no siempre es reversible.

Como parte del control del tratamiento y de su adherencia, es necesario controlar la cupruria de 24 horas; cuando ya se logró la eliminación de los depósitos hepáticos y cerebrales se produce la disminución de la cupruria, siempre aparejada de una mejoría clínica significativa.

Dentro de los tratamientos disponibles en nuestro medio se encuentran el Zinc y Penicilamina. Es necesario tomar medidas de control para el manejo de reacciones adversas; en el caso del Zinc la anemia ferropénica es la más común. En cuanto a la Penicilamina hay que controlar periódicamente por la aparición de reacciones alérgicas cutáneas, que pueden llegar a ser severas, especialmente si el medicamento es introducido rápidamente. Más grave y con una frecuencia hasta el 10% es la inducción de autoinmunidad, con cuadros Lupus-like, nefritis, anemias, leucopenias y plaquetopenias, lo cual indica la necesidad de controles de laboratorios periódicos.

Nuestro paciente en particular tuvo un empeoramiento al comenzar el tratamiento con Penicilamina, a los 2 años se encontraba mejor, pero con algunas alteraciones secuelares, que sin embargo pudo retomar sus estudios y lograr un rendimiento satisfactorio.

En resumen, el caso presentado se trata de un paciente con trastorno del movimiento complejo con parkinsonismo, distonía y temblor rubral, con deterioro cognitivo, de comienzo a los 20 años, sin claros antecedentes genéticos, que progresó en meses. En este escenario clínico en cuanto a los exámenes de aproximación, las neuroimágenes de RM pueden resultar de utilidad, pues puede presentar patrones relativamente característicos en las neuroferrinopatías como la enfermedad de Wilson, enfermedad de Fahr y SCA. Dependiendo de ello se solicitan exámenes genéticos, estudio del cobre, o del metabolismo del calcio según sea la sospecha clínica. En ocasiones, como fue en este caso en particular, la combinación de anillos de Kayser-Fleischer (coloración café verdosa en el margen externo de la córnea, por acúmulo de cobre en la membrana de Descemet, el cual puede observarse a simple vista o mediante una lámpara de hendidura) y un nivel de ceruloplasmina sérica bajo (<0,1 g/L) es suficiente para establecer un diagnóstico. Otros apoyos extra de la RM, ocurren cuando es posible ver una hiperintensidad en ganglios basales y tálamo. Además en mesencéfalo podría evidenciarse una hiperintensidad del tegmento, que respeta a los núcleos rojos y la sustancia reticular perimesencefálica (10).

Referencias

1. Gershanik OS, Koller WC, Tolosa E. Clinical recognition of movement disorders: basal ganglia pathophysiology. En: Tolosa E, Gershanik OS y Koller WC, Editores. *Differential Diagnosis and Treatment of Movement Disorders*, 1ª Edición. Oxford, Reino Unido: Editorial Butterworth-Heinemann; 1998, pp. 1-6.
2. Yung CY. Clinical Features of Movement Disorders. *Brain Res Bull.* 1983; 11(2): 167-71.
3. Bhidayasiri R. Differential diagnosis of common tremor syndromes. *Postgrad Med J.* 2005. 81(962): 756-62.
4. Biller J. Examination of the somatic motor system (excluding cranial nerves). En: *DeMyer's Technique of the Neurological Examination.* 6ª edición. Nueva York, Estados Unidos: Editorial McGraw-Hill Professional; 2011, pp. 294-305.
5. Yung CY. Evaluation and differential diagnosis of movement disorder: a flow chart approach. *Brain Res Bull.* 1983; 11(2): 149-52.
6. Schrag A, Schott JM. Epidemiological, clinical, and genetic characteristics of early-onset parkinsonism. *Lancet Neurol* 2006; 5(4): 355-63.
7. Zimbrean PC, Schilsky ML. Psychiatric aspects of Wilson disease: a review. *Gen Hosp Psychiatry.* 2014. 36(1): 53-62.
8. Nance MA, Myers RH. Juvenile onset Huntington's disease-clinical and research perspectives. *Mental Retardation and Developmental Disabilities Research Reviews*, 2001; 7(3): 153-7.
9. Van Gaalen J, Giunti P, Van de Warrenburg BP. Movement Disorders in Spinocerebellar Ataxias. *Mov Disord.* 2011; 26(5): 792-800.
10. Rodriíguez-Castro KI, Hevia-Urrutia FJ, Sturniolo GC. Wilson's disease: A review of what we have learned. *World J Hepatol.* 2015; 7(29): 2859-70.

Caso 21
Movimientos anormales en adulto mayor

Osvaldo Trujillo Godoy

I. Historia

a. En quién ocurre la enfermedad

Paciente de 68 años, casado, 3 hijos sanos, ex obrero agrícola en Paine, tiene una escolaridad básica incompleta y es autovalente para todas las actividades de su vida cotidiana.

b. Factores de riesgo personales

Como antecedente refiere hipertensión arterial diagnosticada hace 5 años, en tratamiento regular con Losartán, no tiene otros antecedentes médicos de significancia. Sin antecedentes tabáquicos, consume alcohol ocasionalmente los fines de semana, no hay antecedente de uso de drogas recreativas.

Sin antecedente familiar de trastornos del movimiento, usuario de agua de pozo en su infancia y adolescencia.

c. Situación de consulta

Consulta en policlínico de neurología del complejo asistencial Barros Luco, acompañado por esposa, derivado desde consultorio de atención primaria.

d. Cuadro clínico

Primera parte

Refiere que desde hace un año presenta rigidez de mano derecha asociada a menor destreza para realizar algunas actividades, como por ejemplo escribir o atornillar la tapa de una botella. Además presenta alteración de la marcha por torpeza de pierna derecha, refiriendo una caída durante el año, hacia adelante, al deambular en pasillo de tienda comercial. No refiere temblor ni de reposo ni al activar extremidades. Lo acompaña su esposa, quien señala que paciente presenta algunos olvidos para hechos y actividades de la vida diaria, tales como actividades planeadas el día anterior.

Al interrogatorio dirigido su esposa refiere que desde hace 3 años el paciente habla y mueve sus extremidades al estar soñando; en una oportunidad le habría golpeado mientras dormía, lo que causó separación de camas.

e. Examen físico

Examen físico general

Hidratado, normotenso, cabeza sin lesiones.
Cuello sin aumento de volumen, sin presencia de soplo carotídeo.
Corazón: ritmo regular en 2 tiempos, sin soplos.
Pulmonar: murmullo pulmonar presente sin ruidos agregados.
Abdomen: Blando, depresible, ruidos intestinales presentes.
Extremidades: sin lesiones, con pulsos pedios presentes, buena perfusión distal.

Examen neurológico

Nivel de conciencia: Paciente en vigilia, orientado en tiempo y espacio, lenguaje hipofónico, monótono, sin afasia.
Pares craneales: Pupilas isocóricas, fotorreactivas, excursión ocular conservada en todos los planos del movimiento, síndrome de Horner a derecha. Pares bulbares de activación normal.
Motor: fuerza conservada en 4 extremidades, rigidez en "caño de plomo" evidenciable en ambos brazos, con predominio a derecha y pierna derecha. También se evidencia rigidez cervical, pero de menor expresión que en extremidades. Reflejos osteotendíneos presentes, respuesta plantar indiferente bilateral. Test del empujón (*pull test*) normal.
Cerebelo: sin alteraciones.
Signos Meníngeos: ausentes.

f. Diagnósticos de ingreso

Sindromático

Síndrome Parkinsoniano.

Topográfico

Ganglios basales – Sustancia Nigra.

Etiológico

Enfermedad de Parkinson fenotipo akineto-rígido.

OTROS DIAGNÓSTICOS

Hipertensión arterial crónica.

g. Exámenes complementarios específicos

- Tomografía computarizada de encéfalo sin contraste: Abiotrofia acorde a la edad, moderada presencia de signos de patología vascular de pequeño vaso cerebral bihemisférica, sin hidrocefalia ni tumores. Sin solución de continuidad entre parénquima cerebral y diploe óseo.
- Ecotomografía transcraneal: Hiperecogenicidad patológica de sustancia nigra.
- Test de olfato: Hiposmia.

h. Cuadro clínico

SEGUNDA PARTE

Se evaluó su compromiso motor mediante la escala UPDRS (Unified Parkinson's Disease Rating Scale) parte III y principalmente con escala de Hoehn y Yahr (Tabla 1), y se inició tratamiento con Levodopa. Se controló a los 6 meses presentando una respuesta clínica satisfactoria, con mejoría subjetiva del paciente y regresión del puntaje UPDRS parte III en un 30%. Sin embargo persistían las alteraciones cognitivas referidas por su esposa, sin consignarse alucinaciones al momento del control.

Tabla 1. Escala de Hoehn y Yahr.

0	No hay signos de enfermedad.
1.0	Enfermedad exclusivamente unilateral.
1.5	Afectación unilateral y axial.
2.0	Afectación bilateral sin alteración del equilibrio.
2.5	Afectación bilateral leve con recuperación en la prueba de retropulsión (Test del empujón).
3.0	Afectación bilateral leve a moderada; cierta inestabilidad postural, pero físicamente independiente.
4.0	Incapacidad grave; aún capaz de caminar o de permanecer en pie sin ayuda.
5.0	Permanece en una silla de ruedas o encamado si no tiene ayuda.

II. Comentario del caso

El síndrome parkinsoniano engloba una serie de entidades que comparten el atributo clínico central de bradiquinesia y la existencia de rigidez muscular y/o temblor de reposo. De estas entidades, la más frecuente es la enfermedad de Parkinson (Tabla 2).

Tabla 2. Síndromes Parkinsonianos.

Categorías	Entidades
Parkinsonismos secundarios	Vascular, Farmacológico, Hidrocéfalo normotensivo, Tumoral, Metabólico, Infeccioso, Tóxico, otros.
Parkinsonismos atípicos	• Atrofia multisistémica (AMS) • Parálisis supranuclear progresiva (PSP) • Degeneración corticobasal (DCB) • Demencia por cuerpos de Lewy
Enfermedad de Parkinson	
Otros parkinsonismos heredodegenerativos	Ataxias espinocerebelosas, Enfermedad de Wilson, Corea de Huntington (variante Westphal), otros.

Respecto al proceso diagnóstico de este paciente podemos considerar tres particularidades, a saber:

- Del punto de vista clínico la ausencia de temblor de reposo.
- Del punto de vista imagenológico la presencia de patología vascular de pequeño vaso de probable origen hipertensivo.
- De su historia clínica el hecho de haber presentado una caída en el 1er año de evolución y la sugerencia de presentar algún grado de deterioro de memoria "de entrada".

El temblor de reposo está presente en el 70% de los pacientes con enfermedad de Parkinson, constituyendo un criterio de soporte para el diagnóstico según el UKPDS Brain Bank de Londres; sin embargo su ausencia no excluye el diagnóstico de enfermedad de Parkinson ya que existen formas clínicas más bien "akineto-rígidas" que se caracterizan por tener una mayor velocidad de progresión de la enfermedad, mayor compromiso cognitivo (1) y la ausencia de temblor.

Se ha hablado de la heterogeneidad de fenotipos en Parkinson, desde las formas "temblor dominante", pasando por las de fenotipo indeterminado hasta las "rígido akinéticas", a las cuales pertenecería este paciente. El antecedente de ser hipertenso de larga data y la pesquisa de patología vascular de pequeño vaso cerebral nos plantea la pregunta de si estamos frente a un parkinsonismo vascular (PV). A este respecto cabe señalar que el PV es la cuarta causa de parkinsonismos después de la enfermedad de Parkinson, parkinsonismo inducido por drogas y demencia por cuerpos de Lewy (2), y que además su fenotipo motor clásico de presentación es aquel de predominio en extremidades inferiores, con alteraciones precoces de la marcha y con solo mínimos síntomas en extremidades superiores.

En apoyo de esto podemos encontrar series en la cuales la predominancia del tren superior en PV comprobado se presentó solo en el 4,3% de los pacientes.

En relación con la caída en el primer año de enfermedad nos pone en alerta respecto a que eventualmente constituya una "bandera roja" que guíe el diagnóstico hacia un parkinsonismo atípico tipo PSP por ejemplo. Al revisar las principales banderas rojas obtenidas de la literatura (3,4) (Tabla 3), podemos definir que no se cumple el criterio aludido, pues se requiere que las caídas sean recurrenciales, más de un episodio por año, y además debemos considerar que dentro del fenotipo "rígido akinético" existe el tipo "PIGD" (*postural instability and gait disorders*) que se caracteriza por caídas que pueden acontecer más avanzado el curso de la enfermedad.

Tabla 3. Principales banderas rojas identificadas para parkinsonismos atípicos.

Rápida progresión del trastorno de la marcha requiriendo uso regular de silla de ruedas dentro de los primeros 5 años de la enfermedad.
Disfunción precoz de pares bulbares con disartria y disfagia precoces.
Severa disfunción autonómica en los primeros 5 años de la enfermedad, lo cual incluye hipotensión ortostática y disfunción urinaria entre otros.
Caídas recurrentes (más de 1 por año) debidas a alteración del equilibrio, dentro de los primeros 3 años de la enfermedad.
Pobre o ausente respuesta a la Levodopa.
Presencia de signos cerebelosos o piramidales, estos últimos pueden ser clara debilidad piramidal o generalizada hiperreflexia (se excluye una leve asimetría de reflejos o una respuesta plantar extensora aislada).
Presencia de apraxia, mano "alienada", mioclonías, alteración supranuclear de la mirada.
Precoz y severo compromiso cognitivo, en rango de demencia (aunque se considera actualmente que la demencia por cuerpos de Lewy puede acompañar a la enfermedad de Parkinson).

Respecto al deterioro cognitivo pesquisado podemos señalar que 15 a 20% de pacientes padecen deterioro cognitivo leve al inicio de la enfermedad de Parkinson (5), afectando preferencialmente funciones ejecutivas frontales y atencionales, pero también se ha reportado el compromiso de funciones visuoespaciales y de memoria (6) como en este caso. No se esboza un deterioro significativo o la presencia de alucinaciones que puedan hacer pensar en un diagnóstico alternativo, como es la demencia por cuerpos de Lewy.

El caso nos ilustra la importancia de obtener una buena historia clínica para discernir entre las múltiples explicaciones etiológicas posibles; aun cuando la tecnología de exámenes complementarios se enriquece año tras año, el diagnóstico de enfermedad de Parkinson sigue siendo clínico y depende para su precisión del seguimiento clínico los primeros años, los cuales nos pueden aportar criterios "prospectivos" como es la respuesta sostenida y significativa a la Levodopa o la emergencia de nuevos elementos de juicio clínico.

Referencias

1. Hess CW, Okun MS. Diagnosing Parkinson Disease. *Continuum* (Minneap Minn). 2016; 22 (4 Movement Disorders): 1047-63.
2. Schreglmann SR, Bathia KP, Stamelou M. Advances in the clinical differential diagnosis of Parkinson`s Disease. *Int Rev Neurobiol.* 2017; 132: 79-127.
3. Postuma RB, Berg D, Stern M, Poewe W, Olanow CW, Oertel W, *et al.* MDS clinical diagnostic criteria for Parkinson´s Disease. *Mov Disord.* 2015; 30(12): 1591-601.
4. McFarland NR. Diagnostic Approach to Atypical Parkinsonian Syndromes. *Continuum* (Minneap Minn). 2016; 22(4 Movement Disorders): 1117-42.
5. Aarsland D, Brønnick K, Larsen JP, Tysnes OB, Alves G. Norwegian ParkWest Study Group. Cognitive impairment in incident, untreated Parkinson disease: the Norwegian ParkWest study. *Neurology* 2009; 72(13): 1121-6.
6. Brønnick K, Alves G, Aarsland D, Tysnes OB, Larsen JP. Verbal memory in drug-naive, newly diagnosed Parkinson´s disease.The retrieval deficit hypothesis revisited. *Neuropsychology*. 2011; 25(1): 114-24.

Sección VI
Otros Cuadros

Caso 22
Disminución de agudeza visual monocular subaguda

Sergio Cepeda Zumaeta

I. Historia

a. En quién ocurre la enfermedad

Hombre de 50 años, obrero de la construcción, casado, vive con esposa, dos hijos y un nieto. Educación media completa, totalmente autovalente.

b. Factores de riesgo personales

Sin patologías crónicas conocidas, no usa ningún medicamento, no hay antecedentes de patologías neurológicas personales ni familiares. Consume alcohol ocasionalmente de forma moderada, no fuma. Sin alergias.

c. Factores de riesgo comunitarios y ambientales circunstanciales

No existen.

d. Situación de consulta

Servicio de urgencia del Complejo asistencial Barros Luco (CABL), y en policlínico de neurología del CABL. Los antecedentes de la historia clínica de ingreso fueron aportados por el mismo paciente.

e. Cuadro clínico

Primera parte

Previamente asintomático, consulta en servicio de urgencia CABL, por cuadro de un mes de evolución de dificultad en visión del ojo izquierdo, referida como "borrosa", de instalación gradual. El día previo consulta oftalmólogo, quien le manifiesta que no encuentra patología ocular recomendando evaluación neurológica. En el registro de atención se describe "agudeza visual y campo visual (CV) normales, sin defecto pupilar aferente relativo (DPAR), discromatopsia de ojo izquierdo, movimientos oculares normales, sin otras alteraciones". Se sospechó neuritis óptica (NO); en ese escenario se indica hospitalización, lo que el paciente rechaza por situación laboral y familiar. Se le insiste en que requiere estudio y se envía a control en policlínico. Regresa al servicio de urgencias luego de dos meses, por empeoramiento de la visión, dificultades severas para ver con ojo izquierdo, no poder identificar bus que debe tomar al cerrar ojo derecho, además agrega cefalea holocránea opresiva intermitente, sin distribución horaria particular, especialmente en relación con el consumo de alcohol, por lo que los últimos dos meses no ha bebido. No hay historia de baja de peso ni compromiso del estado general.

f. Examen físico

SIGNOS VITALES

Presión arterial: 138/94.
Pulso: 70 lpm.
Temperatura: 36°C.

EXAMEN FÍSICO GENERAL

En buenas condiciones generales, bien hidratado.
Cabeza: sin alteraciones, sin puntos dolorosos.
Cuello sin aumentos de volumen, sin adenopatías, carótidas sin soplos.
Corazón RR2T sin soplos.
Tórax: murmullo pulmonar presente, sin ruidos agregados.
Abdomen: blando, indoloro, sin masas ni visceromegalias.
Extremidades: sin lesiones, pulsos presentes, sin edema ni signos de trombosis venosa.

EXAMEN NEUROLÓGICO

En vigilia espontánea, atento, orientado y cooperador.
Lenguaje sin alteraciones.
Pares craneales: Fondo de Ojo: marcada palidez de papila izquierda, de bordes netos. Pupilas isocóricas medias y fotorreactivas, a la estimulación directa y cruzada, DPAR y discromatopsia en ojo izquierdo, disminución de agudeza visual logrando identificar dificultosamente línea superior en tabla optométrica portátil (20/200), agudeza ojo derecho normal. En campimetría por confrontación se describe defecto altitudinal en ojo izquierdo.
Resto de pares craneales sin alteraciones, movimientos oculares normales, sin paresia facial ni alteración sensitiva, pares bajos sin alteraciones.
Marcha normal, trofismo, fuerza, tono y reflejos osteotendíneos normales, reflejos plantares flexores. Metría, sinergia y diadococinesia conservadas.
Sensibilidad: sin déficit en ninguna modalidad.
Sin signos de irritación meníngea ni radicular.

g. Diagnósticos de ingreso

Sindromático

Disminución de agudeza visual unilateral subaguda.

Topográfico

Nervio óptico izquierdo.

Etiológico

Neuritis óptica de etiología a determinar. ¿Inflamatoria-desmielinizante?

Se solicita estudio: evaluación oftalmológica para fondo de ojo completo y campimetría de Goldmann (CG), VIH y VDRL, Resonancia Magnética (RM) de encéfalo y órbitas, exámenes de laboratorio general y pesquisa de patología autoinmune.

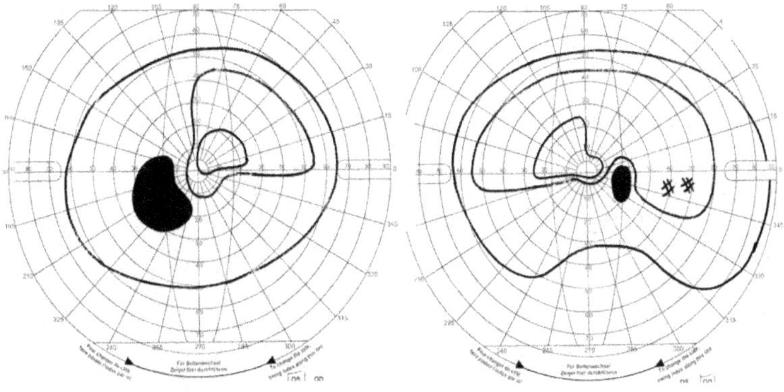

Figura 1. Campimetría de Goldman de paciente.

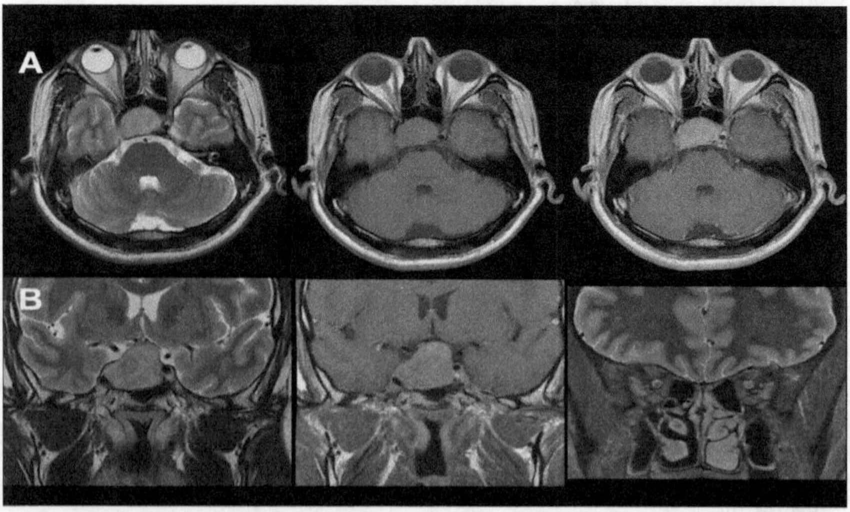

Figura 2. Resonancia magnética de encéfalo y nervio óptico. A: cortes axiales T2, T1, T1 con gadolineo. B: cortes coronales: T2, T1 con gadolineo, T2 de órbita con supresión grasa para visualizar nervios ópticos.

h. Exámenes complementarios específicos

Exámenes de laboratorio: Perfil bioquímico normal, hemograma normal, VHS 10 mm, TSH 4.04 uUI/ml, ENA screening y ANCA negativos, VDRL negativo, Prolactina 32.4 ng/ml.

i. Cuadro clínico

SEGUNDA PARTE

A la luz de los hallazgos de exámenes, RM que muestra voluminosa masa selar isointensa en T1, heterogénea en T2 con marcada impregnación de gadolinio, que desplaza el quiasma óptico hacia craneal, e hiperintensidad en T2 de ambos nervios ópticos mayor a izquierda; y CG con aumento de mancha ciega a izquierda y cuadrantopsia heterónima temporal superior; se deriva el paciente a neurocirugía para su manejo y resolución.

II. Comentario del caso

La NO suele ser para el neurólogo quizás la más frecuente patología del nervio óptico con la que se enfrenta, motivo por el cual suele estar presente entre las hipótesis diagnósticas cuando se afecta el segundo par craneal. La NO es una la patología inflamatoria desmielinizante, que puede presentarse de forma aislada o como parte de una enfermedad inflamatoria crónica del sistema nervioso central (SNC), –histológicamente el nervio óptico no corresponde a un nervio periférico, sino a tracto del SNC cuya vaina de mielina está dada por oligodendrocitos–, donde puede ser tanto una primera manifestación, o como un episodio neurológico más en un paciente con historia sugerente o diagnóstico ya establecido de Esclerosis Múltiple, Neuromielitis Óptica (enfermedad de Devic), motivo por el cual habitualmente dentro de su estudio se piden exámenes complementarios destinados a evaluar el resto del neuroeje.

El cuadro clínico característico de NO (1) incluye la disminución de agudeza visual de diversa cuantía, alteraciones en la visión de colores, dolor ocular en la mayoría de los casos (algo más del 90%), especialmente en relación con los movimientos oculares, escotoma central en campimetría, y normalidad en el examen del disco óptico en más de la mitad de los casos.

Nuestro paciente presentaba algunos de esos elementos (disminución de agudeza visual, discromatopsia, fondo de ojo inicialmente normal) además de DPAR, pero por otro lado presentaba elementos considerados atípicos (2,3) útiles para diferenciar la patología inflamatoria desmielinizante del nervio óptico de otras etiologías; la ausencia de dolor ocular, un defecto visual persistente y progresivo en plazo de meses, la ausencia de recuperación espontánea, y el que se presente en un hombre mayor de 50 años. Frente a estos elementos atípicos, se solicitaron pruebas para evaluar patología infecciosa frecuente en nuestro medio (VIH y sífilis). En cuanto a patología infecciosa y NO deben considerarse también otros microorganismos según el cuadro clínico y el contexto; Bartonella henselae (enfermedad por arañazo de gato), Mycobacterium tuberculosis, Borrelia, virus herpes zóster, citomegalovirus y virus de Epstein-Barr; hongos en el contexto de una mucormicosis orbitaria, criptococo en contexto de meningitis en inmunocomprometidos, y protozoos como Toxoplasma gondii o Toxocara canis. En el cuadro clínico de NO infecciosa habitualmente el defecto visual se instala rápidamente y se acompaña de alteraciones oculares; edema de papila junto a hemorragias peripapilares y abundantes exudados (4), elementos ausentes en nuestro caso.

Reconociendo una presentación atípica, en ausencia de recuperación debiese tenerse en consideración la neuropatía óptica de Leber, un defecto genético que se caracteriza por una pérdida aguda e indolora de la visión central, que en la mayoría de los casos se hace bilateral dentro de los dos meses posteriores (5). Existen varias mutaciones identificadas como responsables, de prevalencia desconocida en Chile (6), pero donde se identifica habitualmente una historia familiar acorde, y se pueden encontrar alteraciones en el fondo de ojo (vasos telangiectásicos que rodean el disco óptico) en etapas presintomáticas.

En consideración a la edad del paciente, una etiología a sospechar es la neuropatía isquémica, tanto no arterítica especialmente en presencia de factores de riesgo cardiovascular clásicos, como arterítica en contexto de arteritis de células gigantes (arteritis de la temporal) (7) una urgencia neuroftalmológica que requiere rápidamente inicio de tratamiento corticoesteroidal, cuya confirmación diagnóstica se hace con biopsia de arteria temporal, que no debiese retardar el inicio del tratamiento en casos con alta sospecha. Son orientadores la elevación de VHS –ausente en este caso–, y síntomas sistémicos tales como cefalea, claudicación mandibular, dolor en región temporal, artralgias, pérdida de peso, fiebre, anorexia y mialgias. Nuestro paciente, aunque relata episodios de cefalea, estos son de características inespecíficas, sin identificarse zonas dolorosas a la palpación craneana, en particular sin el característico dolor a la compresión de la arteria temporal.

Una opción menos frecuente es la neuropatía óptica por alcohol-tabaco, una ambliopía de origen tóxico-nutricional de fisiopatología mal comprendida y actualmente en duda en favor más bien de una maculopatía (8,9), para la cual nuestro paciente no presenta los factores de riesgo asociados.

Finalmente quedan las etiologías compresivas, tanto del nervio óptico como del quiasma, especialmente meningiomas esfenoidales (10), tumores de senos paranasales (11) y tumores hipofisiarios como en nuestro caso, reportados en la literatura (12,13) principalmente como errores diagnósticos de glaucoma a presión normal en pacientes oftalmológicos, dado que la compresión quiasmática puede imitar un patrón campimétrico y de atrofia-excavación del disco óptico similar a la del glaucoma, pero sin encontrarse aumento de la tensión ocular.

A la evaluación clínica se encontraron elementos de disfunción del nervio óptico, no objetivándose en campimetría por confrontación un defecto claro de compromiso quiasmático, por lo que se postuló el diagnóstico de NO, pese a que, tal como se ha revisado, presentaba numerosos elementos atípicos para ello.

Al igual que en la mayoría de los casos neurológicos, los elementos claves para llegar a un buen diagnóstico son las características y factores de riesgo del paciente, así como el perfil de instalación y evolución del cuadro, siendo clave acá también las características detalladas por la CG (Figura 1) –de elección para evaluar CV en neurología al estudiar su totalidad, a diferencia de los automatizados que habitualmente exploran los 24-30 grados centrales (14)–. Aquí se hizo evidente la cuadrantopsia heterónima superotemporal, que respeta la línea media vertical, producto de una compresión desde abajo del quiasma óptico, con mayor compromiso a izquierda y aumento de mancha ciega debido a compresión del nervio óptico. El patrón clásico de compresión quiasmática corresponde a hemianopsia heterónima bitemporal, siendo rara como forma de presentación de un tumor hipofisiario tanto la afección unilateral como un síndrome de hipertensión endocraneana y papiledema asociado (15).

Referencias

1. Optic Neuritis Study Group. The clinical profile of optic neuritis: Experience of the Optic Neuritis Treatment Trial. *Arch Ophthalmol* 1991; 109(12): 1673–8.
2. Gaier ED, Boudreault K, Rizzo JF 3rd, Falardeau J, Cestari DM. Atypical Optic Neuritis. *Curr Neurol Neurosci Rep* 2015; 15(12): 76.
3. Abel A, McClelland C, Lee MS. Critical review: Typical and atypical optic neuritis. *Surv Ophthalmol* 2019; 64(6): 770-9.
4. Buompadre MC. Neuropatía óptica aguda: diagnósticos diferenciales. *Rev Neurol* 2013; 57(Supl.1): S139-47.
5. Carelli V, La Morgia C, Valentino ML, Barboni P, Ross-Cisneros FN, Sadun AA. Retinal ganglion cell neurodegeneration in mitochondrial inherited disorders. *Biochim Biophys Acta*. 2009; 1787(5):518-28.
6. Romero P, Fernández V, Slabaugh M, Seleme N, Reyes N, Gallardo P, *et al.* Pan-American mDNA haplogroups in Chilean patients with Leber's hereditary optic neuropathy. *Mol Vis*. 2014; 20: 334-40.
7. Ling ML, Yosar J, Lee BW, Shah SA, Jiang IW, Finniss A, *et al.* The diagnosis and management of temporal arteritis. *Clin Exp Optom*. 2019. Disponible en: https://www.ncbi.nlm.nih.gov/pubmed/31663193 [Consultado el 8 de noviembre de 2019].
8. Grzybowski A, Brona P. Nutritional optic neuropathy instead of tobacco-alcohol amblyopia. *Can J Ophthalmol*. 2017; 52(5): 533.
9. Haldar S, Mukherjee R, Elston J. Microcystic macular edema in a case of tobacco-alcohol optic neuropathy. *Can J Ophthalmol* 2017; 52(1): e19-e22.
10. Le HM, Boch AL, Gerber S, Cornu P, Bodaghi B, Lehoang P, *et al.* Troubles visuels aigus associés aux méningiomes sphénoïdaux. *J Fr Ophthalmol* 2019; 42(5): 485-91.
11. Lee MJ, Kang MH, Yeom JH, Yeom H, Seong M, Cho H, *et al.* Compressive optic neuropathy secondary to Ewing sarcoma in the paranasal sinus: A case report. *Medicine* (Baltimore). 2018; 97(44): e13027.
12. Drummond SR, Weir C. Chiasmal compression misdiagnosed as normal-tension glaucoma: can we avoid the pitfalls? *Int Ophthalmol* 2010; 30(2): 215-9.
13. Cheour M, Mazlout H, Agrebi S, Falfoul Y, Chakroun I, Lajmi H, *et al.* Neuropathie optique compressive secondaire à un macroadénome hypophysaire. *J Fr Ophthalmol* 2013; 36(6): e101-104.
14. Castaño A, Fernández V, Galano S, Gómez R. Confiabilidad de la campimetría manual por confrontación para detectar defectos de campos visuales en patologías neurológicas. *Rev Chil Neuropsiquiatr*. 2014; 52(2): 73-80.
15. Uy B, Wilson B, Kim WJ, Prashant G, Bergsneider M. Visual Outcomes After Pituitary Surgery. *Neurosurg Clin N Am* 2019; 30(4): 483-89.

Caso 23
Diplopía

RAMIRO FERNÁNDEZ CALDERÓN

I. Historia

a. En quién ocurre la enfermedad

Mujer de 21 años, estudiante universitaria de una carrera de la salud, soltera sin hijos, vive con sus padres. Autovalente en todas las actividades de vida diaria.

b. Factores de riesgo personales

Sin patologías crónicas conocidas, no usa ningún medicamento, no hay antecedentes de patologías neurológicas personales ni familiares. Tabaquismo 5 cigarrillos al día desde los 14 años, no consume alcohol, no consume drogas. Sin antecedentes de alergias.

c. Factores de riesgo comunitarios y ambientales circunstanciales

No existen.

d. Situación de consulta

Consulta en policlínico de neurología de Hospital Clínico de Magallanes. Los antecedentes de la historia clínica de ingreso fueron aportados por la misma paciente y su pareja.

e. Cuadro clínico

PRIMERA PARTE

Asintomática hasta los 21 años de edad (2014), consulta por primera vez en julio de 2014 por visión borrosa, diplopía en la mirada lateral, mayor a derecha más debilidad facial y cansancio al comer, que describe como fatiga para masticar de unas semanas de evolución, que mejoran con el reposo. Evaluada por neurólogo en el interrogatorio dirigido, destaca que la diplopía es en la mirada lateral mayor a derecha y junto a la ptosis bipalpebral leve que aumenta en el transcurso del día, sin disfagia, sin disnea, ni debilidad generalizada.

f. Examen físico

Signos vitales

Presión arterial: 120/70 mmHg.
Pulso: 70 lpm.
Temperatura: 36,2°C.
Saturación de O_2 ambiental: 98%.

Examen físico general

En buenas condiciones generales, bien hidratada.
Cabeza: sin alteraciones.
Cuello: sin aumentos de volumen, sin adenopatías, carótidas sin soplos.
Corazón RR2T sin soplos.
Tórax: murmullo pulmonar presente, sin ruidos agregados.
Abdomen: blando, indoloro, sin masas ni visceromegalias.
Extremidades: sin lesiones, pulsos presentes, sin edema ni signos de trombosis venosa.

Examen neurológico

En vigilia, orientada en tiempo, espacio y situación, cooperadora.
Lenguaje sin alteraciones. Memoria conservada.
Pares craneales: Fondo de Ojo: normal. Pupilas isocóricas medias y reactivas. Diplopía en mirada horizontal bilateral, mayor a derecha que aumenta con fatiga (al mantener la mirada a la derecha o izquierda, ptosis palpebral bilateral que aumenta con la mirada vertical superior y mejora con el reposo (fatigabilidad). Diparesia facial leve, evidente por sonrisa poco esbozada.
Resto de pares craneales sin alteraciones ni alteración sensitiva, pares bajos sin alteraciones.
Motor: Cefaloparesia a la flexión M4. Sin debilidad de extremidades. ROT presentes normales. Tono normal.
Sensibilidad: sin déficit en ninguna de las modalidades. Cerebelo y equilibrio normal. Marcha normal. Sin signos de irritación meníngea ni radicular.

g. Exámenes clínicos complementarios

No realizados.

h. Diagnósticos de ingreso

SINDROMÁTICO

Diplopía intermitente con fatigabilidad.
Síndrome Miasténico.

TOPOGRÁFICO

Placa neuromuscular de músculos extraoculares.

ETIOLÓGICO

Diplopía en estudio.
Sospecha de Miastenia generalizada.

i. Exámenes complementarios específicos

Con esa hipótesis diagnóstica se plantea como estudio: evaluación oftalmológica por diplopía, resonancia magnética (RM) de encéfalo con contraste, electromiografía junto a velocidad de conducción de las cuatro extremidades, Test de estimulación repetitiva (TER), exámenes de laboratorio general y pesquisa de patología autoinmune:

- RM de encéfalo con gadolinio resulta normal.
- Evaluación oftalmológica: Diplopía intermitente más ptosis bipalpebral con fatiga. Sin otra patología oftalmológica.
- Exámenes de laboratorio: perfil bioquímico normal, hemograma normal, VHS 10 mm, TSH 4.0 uUI/ml, ENA negativo y ANCA negativos, VDRL negativo.
- Electromiografía y velocidad de conducción dentro de límites normales, sin signos de polineuropatía ni miopatía con TER positivo. El TER consiste en la estimulación, en forma repetitiva y frecuente, de un nervio y así de la placa neuromuscular, se busca objetivar fatiga con estudio electrofisiológico expresada en disminución de la amplitud de la respuesta motora en el músculo, que luego se recupera.

j. Cuadro clínico

SEGUNDA PARTE

Luego de los exámenes complementarios ya comentados dentro de límites normales y electromiografía y velocidad conducción con TER (+) para enfermedad de placa neuromuscular, se completa estudio con electromiografía de fibra única, que es positiva (es decir, compatible con enfermedad de la placa neuromuscular) y anticuerpos antirreceptor de acetilcolina positivos (enviado a Clínica Mayo-USA).

Se realiza tomografía computada (TC) de tórax que muestra aumento de volumen del timo compatible con timoma. Se inicia terapia con Piridostigmina con buena respuesta inicial, con regresión de síntomas de diplopía, ptosis y paresia facial. Luego de cinco meses de tratamiento se produce nuevamente aumento de síntomas de visión borrosa y diplopía junto a debilidad generalizada (cuatro extremidades M4); se indica timectomía por toracoscopía sin incidentes. A pesar de ello presenta debilidad generalizada que no responde a terapia esteroidal, por lo que se inicia terapia de Rituximab (anticuerpo monoclonal) con buena respuesta y regresión de síntomas. Sin diplopía y mínima debilidad generalizada, logra disminuir dosis de piridostigmina de 3 al día durante el año 2019.

II. Comentario del caso

La diplopía o visión doble puede ser de inicio brusco (como paresia de un nervio oculomotor), pero muchas veces es de carácter insidioso y difícil definir su inicio, ya que inicialmente el paciente puede interpretar la diplopía leve como visión borrosa (como en el caso de la paciente) y retrasar la consulta, o también corresponder a una diplopía de tipo intermitente (como ocurre en la miastenia) (1). Su presencia puede causar gran ansiedad y potencial discapacidad (2).

En el estudio clínico básico de la diplopía se evalúa si la visión doble persiste al tapar un ojo (diplopía monocular), si esto ocurre lo más probable es que se trata de alteración de la refracción (patología oftalmológica). Esta se corrige al pedir al paciente que mire por el agujero hecho en un papel con una aguja (agujero estenopeico). Otra alternativa, que es menos habitual, es la causa psicógena (1).

La mayoría de las causas de diplopía son benignas, es decir, no representan patología grave; sin embargo algunas requieren rápido reconocimiento, estudio y tratamiento. Las diplopías binoculares en el adulto en general son de tipo neurológico, lo cual resulta por la mala alineación de los ojos, generando dos imágenes. La evaluación clínica comienza por preguntar por episodios previos de diplopía, historia de estrabismo en la niñez y trauma craneal (2).

Frente a un paciente con diplopía es muy importante, como en toda la neurología, la historia clínica, y deben realizarse las siguientes preguntas y observaciones:

- ¿Se corrige al tapar un ojo? Si no se corrige se trata de una diplopía monocular. Es decir, de causa oftálmica o psicógena.
- ¿Se fatiga o aumenta hacia la tarde? En el caso de las enfermedades de la placa neuromuscular, como en este caso clínico, la fatiga o fatigabilidad es característica.
- ¿Las imágenes se separan vertical, horizontal u oblicuamente? Si el eje es oblicuo, ¿es mayor el componente horizontal o vertical? Esto nos orienta a qué músculo extraocular presenta la alteración o debilidad y así pensar en un patrón muscular o neuropático (dependiendo de los músculos afectados).
- ¿Empeora con la visión de cerca o de lejos? Por ejemplo, la diplopía por debilidad de músculo recto lateral empeora con la visión lejana y el medial con la visión cercana.
- ¿Se ve influida por la postura de la cabeza? El paciente compensa de esta manera la paresia de un músculo extraocular o un par craneal.
- ¿Ha permanecido estable o ha empeorado? Empeoran por ejemplo ante un proceso expansivo en la cavidad orbitaria.
- ¿Se asocia a proptosis? La proptosis sugiere una lesión de órbita como un tumor o una infección.
- ¿Va acompañado de otros síntomas generales o neurológicos? Si la ptosis se asocia a una pupila dilatada se trata de una lesión del III par ipsilateral. Si se acompaña de otros pares craneales y vías largas puede tratarse de una lesión del tronco cerebral (1).

En estudios recientes se encontró que con una buena historia y examen físico se puede identificar el 70% de las causas y solo 4,7% requiere un manejo urgente (2).

Si pensamos en la afección de un músculo es útil el examen con un vidrio rojo (se coloca frente a un ojo, así una imagen es roja y la otra de color normal) y evaluar en tres pasos para la diplopía vertical: Recordar que son cuatro músculos elevadores y cuatro depresores.

- Primer paso: Determinar qué ojo está más elevado (hipertrópico): Por ejemplo, si el ojo derecho está más elevado, el músculo alterado es uno de los depresores del ojo derecho (recto inferior u oblicuo superior).
- Segundo paso: Determinar si la hipertropia aumenta a la derecha o la izquierda. Ejemplo: Si aumenta al mirar a la izquierda el músculo débil es el depresor del ojo derecho, que actúa mejor en abducción (oblicuo superior) o elevador de ojo izquierdo que actúa en abducción (recto superior).

- Tercer paso: Si la hipertropia cambia cuando la cabeza si inclina a la derecha o hacia la izquierda. Ejemplo: Si aumenta al rotar a la izquierda el músculo débil es un rotador interno del ojo izquierdo (recto superior) (3,4).

Entre las causas de diplopía binocular están la disfunción supranuclear e internuclear de los motores oculares, la disfunción nuclear e infranuclear de los motores oculares, disfunción de la placa neuromuscular y finalmente enfermedad de las órbitas o miopatías (2,5). Que es lo que debemos buscar en cada paciente, donde se encuentra el problema. Nos pueden ayudar algunos datos de la historia o examen físico, para orientarnos.

Causas de diplopía binocular

- *Disfunción de control motor ocular supranuclear e internuclear:* Las lesiones que afectan las conexiones corticales con los núcleos del III, IV y VI par son llamadas supranucleares, las lesiones que afectan las conexiones entre los núcleos son internucleares y las que afectan los nervios, la unión neuromuscular o músculos, son infranucleares. (2). Veamos algunas orientaciones:

  La disfunción de los hemisferios cerebrales, precipitada por enfermedades metabólicas o farmacológicas, las enfermedades que afectan ganglios basales (como parkinsonismos y enfermedad de Huntington) o lesiones estructurales de puente, mesencéfalo o cerebelo son todas causas potenciales o que contribuyen a la diplopía. Todas estas causas de visión doble o diplopía son acompañadas de otros síntomas o signos neurológicos, que son más importantes que la misma diplopía, y dan importante información para el diagnóstico (paresias de tipo central, rigidez de extremidades, alteración de funciones cerebrales superiores, síndromes alternos, entre otras) (2,5), que no presenta nuestra paciente.

  Otras diplopías como la desviación oblicua (*skew deviation*) y la oftalmoplejia internuclear (OIN), se caracterizan por: *skew deviation* resulta de lesiones a la vía utrículo-vestibular-ocular (tronco cerebral y cerebelo), se diferencia porque la desalineación vertical disminuye en más del 50% al estar en supino respecto a estar en posición vertical o de pie el paciente. La oftalmoplejia internuclear, en cambio, resulta de la disfunción del fascículo longitudinal medial, que conecta el núcleo del VI par ipsilateral en el puente con el núcleo del III par contralateral en el mesencéfalo (subnúcleo del recto medial). Las causas posibles son enfermedades desmielinizantes en menor de 50 años y compromiso vascular (accidente cerebrovascular) de tronco cerebral en mayor de 50 años. La clave del examen es diplopía horizontal con enlentecida aducción en un ojo y un nistagmus en el ojo abductor (2,5), signos que no están presentes en nuestra paciente. Debe cuidarse de no confundir un nistagmus por fatiga en un músculo parético en mirada extrema en algunos pacientes.

- *Disfunción del control motor ocular nuclear e infranuclear:* El III, IV y VI par craneal y los músculos extraoculares que inervan son los mediadores finales de un mecanismo complejo, que es la oculomotilidad, que se origina en el tronco cerebral con modulaciones de los centros de la mirada frontal (voluntarios en cerebro), centros de la mirada parietal (seguimiento), cerebelo y otras estructuras del encéfalo. Una falla en estos nervios que provoque una alteración del movimiento en unos pocos grados dan una visión borrosa o doble; recordar que el VI par (abducens) inerva el recto lateral (abduce el ojo), el IV par (troclear) inerva el músculo oblicuo superior (mirada inferior a nasal, sirve para bajar escaleras) y el III par o motor ocular común el resto de los músculos extraoculares. Así el examen físico nos orienta a qué par craneal esta fallando (2,5). Además el III par alterado puede agregar ptosis ipsilateral (falla el elevador del párpado) y midriasis ipsilateral por compromiso de sistema parasimpático que inerva las fibras musculares del iris (que produce miosis). Nuestra paciente no presenta una alteración típica de un par craneal oculomotor; además es intermitente.
- *Alteración de la Unión Neuromuscular:* La MG es una enfermedad autoinmune en la cual anticuerpos circulantes bloquean la comunicación entre el neurotransmisor Acetilcolina y su receptor en la membrana post sináptica (en el miocito). Existen formas oculares, generalizadas de presentación de la enfermedad y las oculares pueden progresar a generalizadas. En esta patología la diplopía intermitente y la ptosis palpebral intermitente son síntomas presentes predominantes, cuestión que en la historia y examen físico de la paciente se puede evidenciar como diplopía intermitente que aumenta con la fatiga y mejora con el reposo, y en el examen físico aparece como ptosis que aumenta con la fatiga y mejora con el reposo.

Cuando se presenta con una diplopía aislada debe tenerse en cuenta las características de la historia y examen físico que ayudan en el diagnóstico diferencial. Lo primero a considerar es la intermitencia de la visión doble en la MG y que aumente con la fatiga y mejore con el descanso. Puede provocarse la fatiga en el examen físico al mantener al paciente mirando en una posición por un minuto (mirada superior) que empeora la ptosis o la diplopía, mejora con el descanso (fatigabilidad) o mejora con la aplicación de frío (hielo sobre la región ocular) (2,5,6).

Preguntar a paciente y familia sobre síntomas asociado como ptosis, si empeora con la fatiga y hacia la tarde, disfagia, disnea, debilidad generalizada. Síntomas que empeoran con el ejercicio y mejoran con el descanso, que puede ser demostrado durante el examen, ya comentados, o fatigar músculo orbicular oculi al mantener forzado el cierre ocular.

El test de anticuerpo para receptor acetilcolina es positivo en 50-70% de los casos cuando es puramente ocular la miastenia. El test de estimulación repetitivo y de fibra única también ayuda al diagnóstico si son positivos; esto es más frecuente si es generalizada la presentación (5).

El tratamiento es variado, incluye uso de inhibidores del metabolismo de la acetilcolina (piridostigmina) o modulación del sistema inmune (esteroides y otras terapias inmunomoduladoras) (2,6), los que se utilizaron en nuestra paciente.

- *Enfermedad de la órbita (músculos):* Muchos procesos que ocurren dentro de la órbita pueden afectar la contracción normal de los músculos extraoculares o restringir mecánicamente el movimiento del globo ocular (2). La oftalmopatía tiroidea u oftalmopatía de Graves es una enfermedad autoinmune que causa edema progresivo de la musculatura orbital causando restricción de los movimientos oculares. El músculo recto inferior es el más frecuentemente afectado, así la diplopía es comúnmente vertical.

  Debido al progresivo compromiso de la musculatura extraocular, la proptosis y edema periorbital se asocia y empeora durante el día. Si progresa más aún puede comprimir el nervio óptico, afectando el campo visual. El diagnóstico es confirmado por TC o RM de órbitas que muestra edema e hipertrofia de los músculos extraoculares (2).

En el presente caso la diplopía es intermitente, de inicio insidioso, que empeora en la tarde, que aumenta con la fatiga y mejora con el reposo, asociado a debilidad facial y posteriormente generalizada, lo que es compatible con enfermedad de la placa neuromuscular, y no está asociada a un músculo ocular específico, como se afecta la mirada lateral, están afectados los rectos laterales o mediales en forma intermitente. Al tratarse de una mujer joven es más probable que sea una MG en este caso generalizada, lo que es confirmado por el estudio de fibra única y anticuerpos antiacetilcolina positivo; además se asocia a timoma, que es un hallazgo frecuente en estos casos. El caso nos muestra una presentación típica de miastenia ocular que progresa a generalizada, y sus síntomas oculares iniciales son la diplopía intermitente (que es lo habitual) en una mujer joven. La paciente posee un estudio completo con RM de encéfalo que descarta lesiones de cerebro o tronco cerebral, TER (+) que nos orienta a una enfermedad de placa neuromuscular y que lo confirma la electromiografía de fibra única y anticuerpos antirreceptor de acetilcolina (no siempre disponible para todos los pacientes). Su evolución fue tórpida con progresión de debilidad a pesar de tratamiento con anticolinesterásicos, luego corticoides y timectomía, requiriendo manejo con anticuerpos monoclonales con buena respuesta.

Otra patología de la placa neuromuscular es el Síndrome de Lamber-Eaton, patología con anticuerpos dirigidos a canales calcio presinápticos asociados a síndromes paraneoplásicos (habitualmente a cáncer pulmonar de células pequeñas en 60% de los casos); clínicamente es más frecuente en hombres entre los 50 a 60 años y afecta principalmente a las extremidades inferiores con fatigabilidad y alteración de la marcha (7), que no corresponde a la presentación ni la evolución de la paciente.

Respecto a la MG, se trata de la enfermedad más frecuente de la placa neuromuscular y se caracteriza por debilidad que empeora con el ejercicio y mejora transitoriamente con el reposo, lo que se conoce como fatigabilidad, esto se ve en la clínica y en el TER. Se trata de una enfermedad autoinmune que produce bloqueo de los receptores post sinápticos de acetilcolina en la placa neuromuscular, es decir, en el miocito. Esto lleva a una disminución del número total de receptores, así al realizar un ejercicio se ocupan rápidamente y produce debilidad que se recupera con el reposo. Parte de la terapia es bloquear la enzima colinesterasa (degrada acetilcolina en espacio sináptico) logrando mayor estímulo. Esto suma que además de las crisis miasténicas (crisis de debilidad ocular o generalizada), el paciente tratado puede tener crisis colinérgicas por exceso de estimulación colinérgica, caracterizadas por debilidad asociada a síntomas muscarínicos (por estímulo de estos receptores por la acetilcolina) produciendo dolor abdominal, secreción excesiva de lágrimas y saliva. Otra parte del tratamiento corresponde a la inmunosupresión con corticoides, inmunomoduladores y actualmente con terapia de anticuerpos monoclonales (Rituximab en MG). La timectomía esta indicada idealmente cuando hay hiperplasia o timoma.

Este caso nos enseña estar atentos a una paciente con diplopía que no solo puede referirse a una patología de ámbito ocular, sino sistémica o neurológica, y que el médico general debe indagar en otros síntomas y signos, explorando en la historia y examen físico, elementos para dilucidar la localización de la alteración: tronco cerebral/nuclear, nervio craneal, unión neuromuscular o músculo.

Referencias

1. LAVIN PJ, DONAHUE SP. Trastornos de los Movimientos Oculares: Diplopía, Nistagmo y Otras Oscilaciones Oculares. En: Bradley WG, Daroff RB, Fenichel GM, Jankovic J, Editores. *Neurología Clínica. Diagnóstico y Tratamiento,* 4ª Edición. Barcelona, España: Editorial Elsevier España; 2005, pp. 199-211.
2. GLISSON CC. Approach to Diplopia. *Continuum* (Minneap Minn). 2019; 25(5): 1362-75.
3. CLÍNICA MAYO. Capítulo 6: Neurooftalmología (incluye los pares craneales II, III, IV y VI). En: Fundación Mayo, Editores. *Exploración clínica en Neurología.* Barcelona, España: Editorial JIMS; 1992. p. 141-149.
4. MASDEU JC, BRAZIS PW. The Localization of Lesions in the Ocular Motor System. En: Brazis PW, Masdeu JC, Biller J, Editores. *Localization in Clinical Neurology,* 2d Edition. Boston, Estados Unidos: Editorial Little, Brown and Company; 1990, pp. 165-69.
5. PURVIN V. Approach to the Patient with Diplopia. En: Biller J, Editor. *Practical Neurology,* 3ª Edición. Filadelfia, Estados Unidos: Editorial Lippincott Williams & Wilkins; 2008, pp. 143-52.

6. Ciafaloni E. Myasthenia Gravis and Congenital Myastenic Syndromes. *Continuum* (Minneap Minn). 2019. 25(6) 1767-84.
7. Guidon AC. Lambert-Eaton Myasthenic Syndrome, Botulism, and Immune Checkpoint Inhibitor–Related Myasthenia Gravis. *Continuum* (Minneap Minn). 2019; 25(6) 1785-806.

Caso 24
Vértigo

Rodrigo A. Salinas

I. Historia

a. En quién ocurre la enfermedad

Se trata de un varón de 48 años de edad, separado, sin hijos. Trabaja desde hace diez años como conserje de un edificio de departamentos en la ciudad de Santiago. Tiene educación media completa y era completamente autovalente hasta el inicio del presente cuadro.

b. Factores de riesgo personales

Hipertensión arterial diagnosticada a los 45 años de edad, con tratamiento y control discontinuados. No tiene restricciones alimentarias y no practica deportes. No reporta otro factor de riesgo cardiovascular, historia de TEC reciente, ni de enfermedad infecciosa. Mantiene relaciones sexuales esporádicas con dos parejas estables, con uso de preservativo.

Tiene antecedentes familiares y personales de migraña sin aura, desde su adolescencia, con episodios bianuales, que trata con Paracetamol y Naproxeno, con buena respuesta. No tiene otro antecedente familiar relevante.

Además de los analgésicos para aliviar su cefalea consume Omeprazol automedicado, tras molestias relacionadas con transgresiones alimentarias. Fumador 25 paquetes/año; bebe cerveza y vino hasta la embriaguez, una vez al mes.

Búsqueda dirigida de antecedentes pertinentes al caso consignados en su ingreso:

Epilepsia (-)
Síncope (-)
Diabetes (-)
Movimientos anormales (-)
Fiebre (-)
TEC (-)
Trastorno del ánimo (-)
Uso de medicación ototóxica (-)

c. Factores de riesgo comunitarios y ambientales circunstanciales

No existen. El edificio en el que trabaja cuenta con la certificación de la Superintendencia de Electricidad y Combustibles, respecto de los artefactos e instalaciones de gas que ahí se encuentran.

d. Situación de consulta

Lugar de consulta: Servicio de Urgencia (SU) del Hospital del Salvador (hospital base del Servicio de Salud Oriente, en Santiago de Chile). La historia clínica fue entregada por el propio paciente, quien consultó acompañado de un colega, que lo trasladó desde el lugar donde trabajan. La historia y el examen clínico fueron tomados por el neurólogo de turno en ese servicio asistencial.

e. Cuadro clínico

Primera parte

Paciente autovalente y asintomático hasta el día previo al de su consulta en el SU, en que al despertar e intentar incorporarse de la cama percibe que la habitación "se le da vuelta", sumado a cervicalgia intensa y marcada inestabilidad al caminar, lo que le obliga a apoyarse en los muebles cercanos para lograr llegar al baño. Al regresar a su cama presenta náuseas y vómitos, a la vez que percibe que su sintomatología se acentúa al cerrar los ojos.

Durante el día permanece en reposo, en su domicilio, esperando que las molestias cedan espontáneamente. Al día siguiente persiste la sensación de rotación del entorno, aunque con menor intensidad, lo que le permite llegar a su trabajo, desde donde es trasladado al Servicio de Urgencia para su evaluación. Al preguntársele en forma dirigida refiere acentuación de la sintomatología, particularmente de la sensación vertiginosa y de las náuseas, al momento de cerrar los ojos. Al mover la cabeza y ante cambios de eje postural la sensación vertiginosa se hace más intensa, sin lograr alivio con el decúbito. No hay relato de otra sintomatología en la anamnesis próxima.

f. Examen físico

Signos vitales

Presión arterial: 150/105.
Pulso: 98 por minuto.
Temperatura: 36.2°C.
Saturación de Oxígeno: 96%.

Examen físico general

Bien hidratado.
Cabeza: sin lesiones traumáticas. Pabellón auricular sin lesiones, conductos auditivos externos libres, tímpanos sin lesiones.
Cuello: sin deformidades, aumentos de volumen, ni soplos de arteria carótida.
Corazón: Ritmo regular en dos tiempos, sin soplos.
Tórax: murmullo vesicular presente, sin ruidos agregados.
Extremidades: tibias, pulsos distales presentes, sin edema.
Sin lesiones cutáneas.

Examen neurológico

Nivel de conciencia: Vigilia espontánea, orientado, atención conservada, invierte los días de la semana sin dificultad. Memoria de corto y largo plazo conservadas.
Lenguaje: sin alteraciones, nomina, comprende y repite, sin dificultad.
Pares craneales: campos visuales conservados, agudeza visual conservada, papila óptica de bordes netos, pupilas isocóricas reactivas, sin limitación en los movimientos oculares.
Examinado en decúbito supino destaca en mirada central y hacia la derecha la presencia de nistagmo unidireccional horizontal, agotable, con fase rápida a derecha, con componente rotatorio en sentido horario. Reflejos corneales presentes, sin paresia en la motilidad facial, audición conservada, pares craneales bajos sin alteraciones. Se realiza la Prueba de Impulso Cefálico (PIC) por observación directa, que resulta negativa; esta prueba estudia la capacidad de mantener la mirada en un objetivo ante la maniobra de giros de la cabeza.
La búsqueda de desviación oblicua (*skew deviation*) de la mirada fue negativa.
Motor: sin paresia de extremidades, tono normal, reflejos osteotendíneos presentes y simétricos, reflejos plantares flexores.
Sensibilidad: conservada en todas sus modalidades.
Cerebeloso: sin dismetría ni disdiadococinesia. Destaca la presencia de inestabilidad de la marcha, con leve aumento de la base de sustentación, que no le impide la bipedestación ni desplazarse sin necesidad de ayuda de terceros. Al cerrar los ojos aumenta la inestabilidad, pero sin ocasionar caída.
Signos meníngeos: sin rigidez de nuca; signos de Kernig y Brudzinski ausentes.

g. Exámenes clínicos complementarios

Electrocardiograma: ritmo regular, sin signos sugerentes de isquemia miocárdica. Exámenes generales sanguíneos se observan en la Tabla 1.

Tabla 1. Exámenes de laboratorio generales.

Hematocrito	43%
Hemoglobina	13.5 g/dL
Leucocitos	7.500
Plaquetas	320.000
Proteína C reactiva (PCR)	Normal
Perfil bioquímico	Normales
Pruebas de coagulación	Normales
Electrolitos sanguíneos	Normales
Enzimas cardíacas	Normales

h. Exámenes complementarios específicos

- Tomografía computada de encéfalo sin contraste: Línea media conservada, sistema ventricular de tamaño normal, sin lesiones parenquimatosas de aspecto reciente.
- AngioTC de vasos del cuello: presencia de placas ateromatosas en ambas arterias carótidas, sin estenosis significativa. Sin otros hallazgos de significado patológico.

i. Diagnósticos

SINDROMÁTICO

Síndrome Vestibular Periférico.

ETIOLÓGICO

Neuronitis vestibular.

j. Cuadro clínico

SEGUNDA PARTE

El paciente es dado de alta del Servicio de Urgencia con interconsulta dirigida al “Poli de Choque” del Servicio de Otorrinolaringología del Hospital del Salvador. Se le advierte que en caso de empeorar su cuadro o presente aparición de manifestaciones neurológicas (paresia, alteración del lenguaje, sensibilidad o pérdida de conciencia), acuda nuevamente a urgencia.

II. Comentario del caso

"Debe haber pocos médicos tan dedicados a su arte –decía un antiguo profesor de neurología del Reino Unido– como para no experimentar un leve descorazonamiento, al percatarse que el motivo de consulta de su próximo paciente es "mareo". Esto significa, a menudo –agregaba– que, tras una exhaustiva investigación, no quedará completamente claro qué es lo que el paciente siente y, menos aún, por qué lo siente" (1).

La situación ha progresado lo suficiente como para que no nos encontremos en la misma situación de desesperanza frente a este motivo de consulta, si bien persiste entre muchos colegas la sensación que el rendimiento en el enfrentamiento de estos pacientes sigue siendo menor que en otros encuentros clínicos. Un abordaje ordenado de la historia y del examen clínico es, por lo mismo, de crucial importancia para descartar situaciones graves en la consulta de urgencias y para orientar la terapia y seguimiento al momento del alta. A lo anterior se suman el hecho que la consulta por desequilibrio, vértigo y mareo, en urgencias, es una de las más frecuentes, llegando en varias series a alrededor del 4% del total de consultas (2) sin que ninguna etiología, por sí sola, dé cuenta de más del 10% de las causas subyacentes a la molestia (3).

Una de las dificultades iniciales, al momento de recoger la anamnesis de un paciente que consulta por mareo y desequilibrio, es la gran cantidad de expresiones que concurren para describir sus síntomas: "se me dan vuelta las cosas", "no me puedo mantener en pie", "me voy para el lado", "siento que la cabeza me da vueltas", entre otras, a menudo traducidas en una o dos palabras: usualmente "vértigo" o "mareo", en este caso el colega que redactó la interconsulta con la que fue referido el paciente usó ambas como algo a diferenciar.

La primera tarea, por consiguiente, es tratar de definir, con la mayor claridad posible, en qué consiste la queja del paciente (4), intentando precisar si su sensación es de vértigo, es decir, de una verdadera "ilusión de movimiento", en que los objetos giran en torno a él, como al montarse en un carrusel de feria (denominado vértigo objetivo); si es mejor definida como una sensación inminente de desmayo, acompañada de palpitaciones y sudoración, o si corresponde, en realidad, a una sensación mal definida de un malestar poco precisable, que, a falta de mejor palabra para expresarla, es descrita como "mareo". La ilusión rotatoria de movimiento, definitoria del síntoma vertiginoso, orienta, generalmente, a una afección de los canales semicirculares, o de sus conexiones en el sistema nervioso central; el "mareo" sin ilusión de movimiento, o la mera inestabilidad al caminar, por el contrario, puede ser provocado por una multiplicidad de causas, desde afecciones vestibulares una vez que ha cedido la fase aguda, hasta enfermedades de otros sistemas: arritmias, anemia, hipoglicemia o estados ansiosos, entre otras causas. La descripción del síntoma, sin embargo, no es de tanta utilidad para aproximarse al origen de este, como lo son el patrón de presentación, sus desencadenantes y sus síntomas asociados (5).

Si los síntomas tienen francas características vertiginosas, como ocurrió en el paciente del caso clínico descrito, el siguiente elemento clave es identificar si estamos en presencia de un episodio único de vértigo, de presentación aguda, como es frecuente en el caso de la neuronitis vestibular (NV), o de episodios recurrentes en el tiempo, como en el vértigo postural paroxístico benigno (VPPB), la migraña vestibular (MV) o la enfermedad de Ménière (EM).

De igual relevancia es precisar la duración de los episodios, intentando diferenciar los episodios breves, característicos del VPPB, de aquellos que se prolongan por horas, propios de la MV o de la EM, o bien vértigos que pueden extenderse por varios días, como ocurre, de forma característica, en la NV, o en el accidente cerebrovascular cerebeloso. El vértigo de origen periférico siempre es de carácter transitorio, incluso en las patologías más graves del sistema vestibular, pudiendo durar, en los casos más persistentes, un par de semanas (6). Existen gatillantes característicos de la sensación vertiginosa, como ocurre, por ejemplo, con el cambio del eje situacional de la cabeza, al rotarla, flexionar o extender el cuello, en el VPPB. La ausencia de este desencadenante es la que permite sospechar hipotensión ortostática, como causante del síntoma, más que una patología vestibular, en quienes se quejan de mareo al incorporarse desde una silla, sin cambiar el eje cefálico, pero no reportan el síntoma al darse vuelta en la cama.

En lo que se refiere a síntomas o signos asociados, los vómitos y la inestabilidad son acompañantes habituales del vértigo vestibular. La hipoacusia, particularmente cuando es unilateral, sin embargo, no está presente en la NV, en el VPPB, ni en la MV. Su presencia, acompañando el inicio del vértigo, particularmente en pacientes sin historia EM –que característicamente se acompaña de alteraciones auditivas– obliga a descartar la ocurrencia de un accidente cerebrovascular (ACV) de territorio posterior, con compromiso de la arteria cerebelosa anteroinferior (AICA) y afección de la arteria auditiva interna o arteria laberíntica, como responsable del síntoma. De similar modo, el inicio del cuadro acompañado de cefalea intensa, cervicalgia marcada, o inestabilidad de la marcha que impide el desplazamiento, incluso con apoyo, debe plantear la sospecha de un origen central del cuadro, que debe ser investigado.

El examen neurológico es de gran ayuda para identificar causas graves subyacentes al síntoma, que deben ser descartadas en el servicio de urgencia, particularmente la ocurrencia de un accidente cerebrovascular de localización cerebelosa, que puede presentarse como un síndrome vertiginoso de instalación aguda y duración prolongada. El hallazgo de cualquier nuevo déficit neurológico en el examen es un signo de alarma, que obliga a complementar el estudio con imágenes para descartar compromiso del neuroeje.

De no existir otros hallazgos en el examen, la caracterización del nistagmo puede ayudar en la identificación del origen, central o periférico, del cuadro: cuando el origen es periférico, el nistagmo es, típicamente, unidireccional (esto es, la dirección del nistagmo no se ve afectada por la dirección de la mirada), pudiendo combinarse componentes horizontal, rotatorio y, ocasionalmente, vertical con fase rápida hacia arriba. Características propias del nistagmo periférico son, asimismo, su latencia, fatigabilidad, y el alivio que ocurre con la fijación de la mirada. De entre todas las pruebas, la que ha demostrado mayor especificidad, sin embargo, es la PIC, que si bien no es especialmente sensible para identificar alteraciones vestibulares periféricas, tiene buena especificidad y un buen valor predictivo en pacientes que consultan por vértigo, para predecir el origen periférico del síntoma (8). En caso de sospecharse un origen central del cuadro, particularmente un accidente cerebrovascular cerebeloso, que puede presentarse como un cuadro vertiginoso prolongado, es indispensable realizar imágenes, incluyendo estudio de vasos, si se desea descartar una disección arterial.

En el paciente descrito al inicio, los síntomas referidos, la persistencia de ellos por más de 24 horas, la ausencia de otros signos focales y de hipoacusia, la ausencia de desviación oblicua de la mirada (9), así como las características del nistagmo al momento del examen, orientaban a un origen periférico de su cuadro. La cefalea persistente desde el inicio de los síntomas, sin embargo, sumada a la negatividad de la PIC, y la importante inestabilidad de la marcha que ocurrió en un inicio, en un paciente con factores de riesgo para enfermedad cerebrovascular, obligaba a descartar un evento cerebrovascular, probablemente secundario a una disección arterial, que hubiera provocado un infarto cerebeloso, cuya presentación se puede confundir con la de una neuronitis vestibular (10). La negatividad del estudio de imágenes, realizada a más de 24 horas de iniciado su cuadro, descartó, razonablemente, esa etiología, permitiendo darlo de alta con la hipótesis diagnóstica de Neuronitis Vestibular e indicación de evaluación en el policlínico de otorrinolaringología al día siguiente, y de consultar nuevamente en urgencias, en caso de aparecer nueva sintomatología neurológica.

Referencias

1. Matthews WB. Giddiness. En: Matthews WB, Editor. *Practical neurology*, 2ª Edición. Oxford, Reino Unido. Editorial Wiley-Blackwell; 1970, pp. 63-76.
2. Newman-Toker DE, Hsieh Y, Camargo CA, Pelletier AJ, Butchy GT, Edlow JA. Spectrum of dizziness visits to US emergency departments: cross-sectional analysis from a nationally representative sample. *Mayo Clin Proc.* 2008; 83(7): 765-75.
3. Newman-Toker DE, Edlow JA. TiTrATE: a novel evidence-based approach to diagnosing acute dizziness and vertigo. *Neurol Clin* 2015; 33(3): 577-99.
4. Chan Y. Differential diagnosis of dizziness. *Curr Opin Otolaryngol Head Neck Surg.* 2009; 17(3): 200-3.
5. Bronstein A, Lempert T. Symptoms and Syndromes in the Patient with Dizziness or Unsteadiness. En: Bronstein A, Editor. *Oxford Textbook of Vertigo and Imbalance.* Oxford, Reino Unido: Editorial Oxford University Press; 2013, pp. 115-26.

6. Lee AT. Diagnosing the cause of vertigo: a practical approach. *Hong Kong Med J.* 2012; 18(4): 327-32.
7. Baloh RW. Differentiating between peripheral and central causes of vertigo. *Otolaryngol Head Neck Surg* 1998; 119(1): 55-9.
8. Pérez N, Rama-López J. Head-impulse and caloric tests in patients with dizziness. *Otol Neurotol* 2003; 24(6): 913-7.
9. Edlow JA, Newman-Toker D. Using the Physical Examination to Diagnose Patients with Acute Dizziness and Vertigo. *J Emerg Med.* 2016; 50(4): 617-28.
10. Saber Tehrani AS, Kattah JC, Kerber KA, Gold DR, Zee DS, Urrutia VC, *et al.* Diagnosing Stroke in Acute Dizziness and Vertigo: Pitfalls and Pearls. *Stroke* 2018; 49(3): 788-95.

Caso 25
Déficit multifocal recurrente

Paula Agurto Merino

I. Historia

a. En quién ocurre la enfermedad

Mujer de 30 años, estudios universitarios completos, soltera, sin hijos, autovalente, vive sola, trabaja como cajera en supermercado.

b. Factores de riesgo personales

Antecedentes de hipotiroidismo en control y tratamiento con Levotiroxina 100 microgramos al día, desde hace 4 años.

Hábitos: Tabaquismo desde los 20 años, consumo social 3-4 cigarrillos semanales. Consumo de alcohol ocasional. No consume drogas.

Fármacos en uso: anticonceptivos orales hace 3 años.

c. Factores de riesgo comunitarios y ambientales circunstanciales

No se conocen.

d. Situación de consulta

Paciente evaluada en centro de referencia nacional de esclerosis múltiple (EM) del Hospital Barros Luco en julio de 2010, como parte de protocolo de ingreso al programa de garantías explícitas en salud (GES) de Esclerosis Múltiple.

e. Cuadro clínico

Primera parte

Historia obtenida inicialmente por relato espontáneo y luego en forma dirigida buscando eventos o situaciones no significativas para la paciente, pero con relevancia clínica para él médico evaluador.

Los síntomas se inician en octubre de 2005, en que presenta parestesias en la mano izquierda de instalación rápida (48 a 72 horas), sin paresia, hipoestesia o dolor asociados. Acudió a médico general que solicita estudio con electromiografía y velocidad de conducción nerviosa, las cuales resultan normales. Sus síntomas desaparecen en forma espontánea luego de 4 semanas.

Aproximadamente un año después presenta sensación de "pesadez y torpeza" en extremidades inferiores que no interfería con "mecánica" de la marcha, pero reducía su velocidad. La paciente atribuyó su condición a cansancio y estrés laboral; estos síntomas desaparecen totalmente en 2 semanas, en forma espontánea. No consultó.

En el invierno de 2009 presenta aumento de frecuencia miccional, indolora, con algunos episodios de incontinencia de urgencia de escasa cantidad, solo gotas, lo que asoció al frío y su hábito de postergar la micción. El cuadro desaparece después de un mes. Se realizó examen de orina completa que resultó normal y urocultivo que descartó infección.

En marzo de 2010 presenta parestesias en franja en hemitórax derecho a nivel T3-T4 que luego de 48 horas progresan hacia distal hasta llegar al pie. Consultó con neurólogo que solicita resonancia magnética (RM) cervical y dorsal, que evidenció múltiples lesiones hiperintensas de aspecto desmielinizante en ambos segmentos. Las lesiones no eran confluentes, no captaban gadolinio (Gd) y no superaban los 2 cuerpos vertebrales de altura (Figuras 1 y 2). Se complementa con RM de encéfalo, la cual también evidencia lesiones hiperintensas de aspecto desmielinizante periventriculares (Figura 3).

f. Examen físico

Signos vitales

Normales.

Examen físico general

No presenta hallazgos patológicos.

Examen neurológico

En vigilia, orientada en tiempo y espacio. Lenguaje sin alteraciones. Praxias y gnosias conservadas. Pares craneales sin alteraciones.

Examen motor: fuerza muscular de extremidades superiores e inferiores normal, con tono simétrico también normal.

Reflejos osteotendinosos: rotuliano y aquiliano discretamente exaltados a derecha. Resto sin alteraciones. Reflejo cutáneo plantar indiferente bilateral.

Sensibilidad: Superficial termoalgésica: no presenta alteraciones. Profunda: Palestesia y batiestesia conservada.

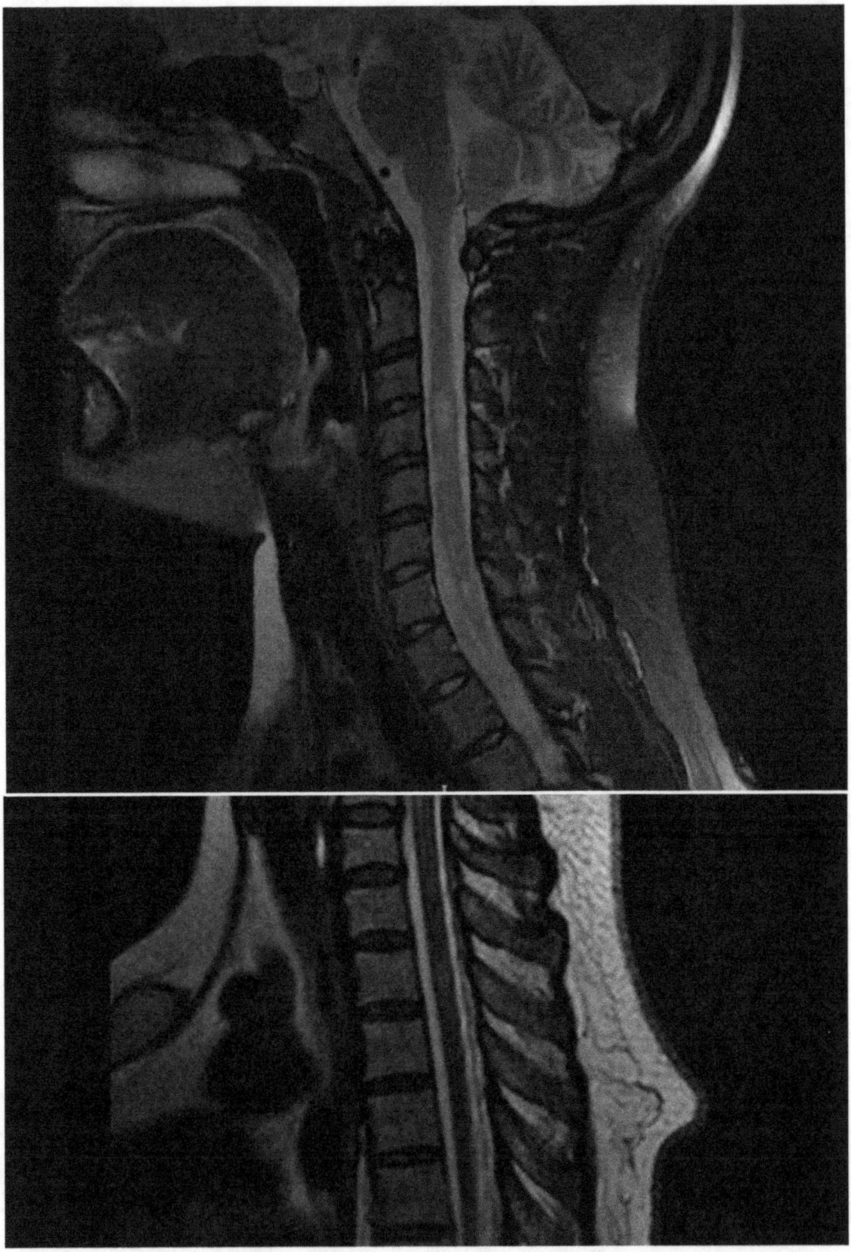

Figuras 1 y 2. RM de médula cervical y dorsal alta, secuencia T2 sagital. Muestra lesiones hiperintensas a nivel C3, C6 y T3.

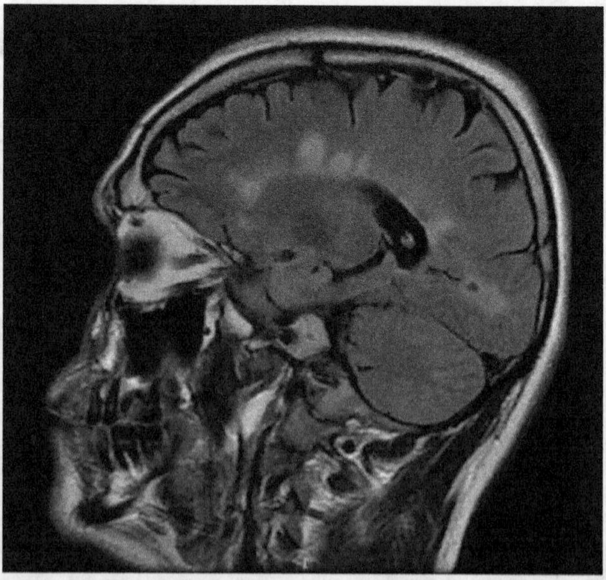

Figura 3. RM de encéfalo, secuencia FLAIR sagital. Muestra lesiones hiperintensas periventriculares, perpendiculares al eje mayor de ventrículos, siguiendo disposición de vasos sanguíneos ("dedos de Dawson").

En la evaluación multidisciplinaria realizada, destaca:

- Escala Expandida del Estado de Discapacidad (EDSS - Expanded Disability Status Scale): Puntuación 1.0, sin discapacidad significativa. La EDSS o escala de Kurtzke se utiliza para evaluar el nivel de discapacidad neurológica en EM, su principal rol es monitorizar progresión clínica, su puntuación considera valores de 0 (examen neurológico normal) a 10 (muerte por EM).
- Escala de Intensidad Fatiga de Krupp: 3,7 (no significativa).
- Evaluación neuropsicológica: Se realiza mediante la aplicación del Test de Rao, el cual evidencia alteración del test selectivo de memoria verbal (almacenamiento, recuperación y memoria diferida); con rendimiento normal en las pruebas de memoria visual, fluidez verbal y velocidad de procesamiento. De lo anterior se concluye alteración cognitiva sin deterioro.
- Cuestionarios de Beck: sin depresión, ansiedad muy baja.

  Screening para función esfinteriana y sexual: sin alteraciones vesical, intestinal ni sexual.

g. Exámenes clínicos complementarios

No hay alteración de exámenes básicos (hemograma, glicemia, función renal, hepática y tiroidea).

Exámenes de diagnóstico diferencial solicitados por protocolo:

- Anticuerpos antinucleares, anticuerpos anti-DNA, ENA screening, factor reumatoideo, anticuerpos anticardiolipinas IgG e IgM, VIH, VDRL, nivel plasmático de vitamina B12, todos negativos o normales, descartan otras patologías asociadas.

h. Diagnósticos de ingreso

SINDROMÁTICO

Síndrome piramidal derecho resuelto.
Síndrome hemimedular derecho resuelto.

TOPOGRÁFICO

Encéfalo y médula espinal cérvico-dorsal.

ETIOLÓGICO

Enfermedad desmielinizante del sistema nervioso central (SNC).
Sospecha de esclerosis múltiple recurrente remitente (EMRR).

i. Exámenes complementarios específicos

- Bandas oligoclonales (BOC) en LCR: no realizadas.
- Potenciales evocados visuales (PEV) en mayo 2010: estudio dentro de límites normales.
- Potenciales evocados somatosensoriales (PESS) de nervio mediano bilateral dentro de límites normales en mayo 2010. PESS de nervio tibial posterior derecho alterado por prolongación en la latencia de aparición de respuestas corticales en mayo 2010.
- RM de encéfalo con Gd (abril 2010): múltiples lesiones hiperintensas de sustancia blanca supra e infratentoriales, algunas de ellas ubicadas en el cuerpo calloso, sin signos de actividad.
- RM de columna cervical y dorsal con Gd (Abril 2010): múltiples lesiones hiperintensas de aspecto inflamatorio-desmielinizante de médula espinal cervical y dorsal, sin signos de actividad.

j. Cuadro clínico

SEGUNDA PARTE

El caso es discutido y evaluado en el equipo del centro de referencia nacional de EM. En este centro se reciben los casos con sospecha diagnóstica de EM de todo el sistema de salud público de Chile, realizando una valoración multidisciplinaria de cada paciente que incluye: evaluación por neurólogo, enfermera, psicóloga, kinesiólogo y trabajadora social, tras lo cual se analiza en reunión de equipo y se envían las conclusiones del caso en cuanto a diagnóstico, sugerencia de terapia y manejo sintomático propios de cada paciente a los médicos tratantes, a saber, manejo en el programa de salud mental, reforzar educación en anticoncepción, beneficios sociales, manejo de fatiga o disfunción esfinteriana, etc.

Particularmente el el caso presentado, se concluye que el cuadro es compatible con EMRR. Se inicia terapia inmunomoduladora con Interferón B1a subcutáneo 44 ugr tres veces por semana. En controles posteriores, paciente refiere presentar síndrome pseudogripal leve que cede con analgésicos, el cual fue remitiendo en el transcurso de algunas semanas.

Actualmente se mantiene en terapia farmacológica sin reacciones adversas significativas, con exámenes de seguridad (hemograma, perfil bioquímico y hepático, y función tiroidea) normales. No ha presentado nuevos brotes y controles subsiguientes de imágenes (con RM encéfalo y medular) no refieren aparición de nuevas lesiones, con carga lesional estable y sin actividad, mantiene EDSS inicial.

II. Comentario del caso

Al enfrentarnos a un paciente joven, sin antecedentes de importancia conocidos, que presenta historia de focalidad neurológica, atribuible al SNC, polifásica con remisión y recurrencia en semanas sin tratamientos de por medio, es posible plantearnos algunas etiologías probables como:

- Enfermedad desmielinizante espectro neuromielitis óptica (NMO).
- Manifestaciones neurológicas de enfermedades del mesénquima.
- Esclerosis múltiple recurrente remitente.

(el orden de presentación es solo para efectos de la discusión).

En relación con este caso, podemos ver que ha presentado manifestaciones de tipo medular sin compromiso óptico clínico ni electrofisiológico, en un periodo de al menos 5 años y las imágenes medulares no son longitudinalmente extensas, mientras que las lesiones cerebrales no comprometen áreas periacueductales o exclusivamente de tronco cerebral. Lo anterior hace menos probable que corresponda a una enfermedad desmielinizante espectro NMO. Esta paciente no se realizó anticuerpos antiacuaporina 4 (AQP-4 IgG), los que constituyen un aporte al diagnóstico al estar positivos cuando la clínica o las imágenes no son "típicas", pero debe estar claro que su negatividad no descarta la enfermedad.

El siguiente grupo de patologías a descartar en pacientes jóvenes con cuadros de focalidad del SNC son las manifestaciones neurológicas de mesenquimopatías, siendo más frecuentes en asociación el lupus eritematoso sistémico (LES) y síndrome de Sjögren (2,3). No existe un consenso en la frecuencia de aparición de lesiones, y si estas son predominantemente centrales o periféricas; en general destacan por presentar con cierta frecuencia mielitis transversas, por lo que la clínica de síndromes medulares de esta paciente nos lleva a considerarlas como un diagnóstico diferencial a descartar. Por otro lado, el hecho que su clínica sea autolimitada, que no progrese sin mediar terapias y al no presentar síntomas previos de compromiso poliarticular, xerostomía y/o xeroftalmia, fiebre, ni marcadores inflamatorios o inmunológicos compatibles en exámenes de laboratorio realizados, hace menos probable el diagnóstico.

En relación con la imagenología del compromiso del SNC en las mesenquimopatías, se describe una amplia variedad de lesiones: a nivel medular lesiones transversas y otras longitudinalmente extensas; a nivel encefálico podemos encontrar lesiones de tipo vasculíticas, con compromiso de sustancia blanca y gris, de aspecto isquémico y también desmielinizante, no quedando fuera de los posibles hallazgos las hemorragias parenquimatosas y subaracnoideas.

En relación con el diagnóstico de EM, este se hace más probable una vez descartados en forma razonable los otros diagnósticos diferenciales, considerando la clínica autolimitada y sin compromiso de otros órganos en al menos 5 años de evolución sin mediar tratamiento específico, junto a lesiones hiperintensas (en secuencias T2) en la RM medular de características desmielinizantes que no superan los 3 cuerpos vertebrales, con preferente afectación posterolateral. Las lesiones cerebrales que pueden incluirse dentro de la descripción de lesiones "típicas", ya sean:

1. Supratentoriales

- Periventriculares, perpendiculares al eje mayor de los ventrículos laterales, "Dedos de Dawson", donde puede destacarse que si bien son poco frecuentes, las lesiones adyacentes a las astas temporales de los ventrículos laterales son altamente específicas.
- Yuxtacorticales.
- En la interfase calloso-septal o en la superficie subependimaria del cuerpo calloso (margen inferior del mismo).

2. Infratentoriales

- Pedúnculos cerebelosos medios.
- Protuberancia: en zonas periféricas.

En la Tabla 1 se señalan los criterios revisados de McDonald 2017 para el diagnóstico de esclerosis múltiple.

Tabla 1. Criterios diagnósticos de EM 2017 (4).

<table>
<tr><td colspan="3">CRITERIOS DE MCDONALD PARA EL DIAGNÓSTICO DE ESCLEROSIS MÚLTIPLE EN PACIENTES CON UN ATAQUE DE INICIO.</td></tr>
<tr><td></td><td>Número de lesiones con evidencia clínica objetiva</td><td>Datos adicionales necesarios para el diagnóstico de EM</td></tr>
<tr><td>≥2 ataques clínicos</td><td>≥2</td><td>Ninguno*</td></tr>
<tr><td>≥2 ataques clínicos</td><td>1 (así como evidencia histórica clara de un ataque previo que involucra una lesión en una ubicación anatómica distinta +).</td><td>Ninguno*</td></tr>
<tr><td>≥2 ataques clínicos</td><td>1</td><td>Diseminación en espacio demostrado por un ataque clínico adicional implicando un sitio del SNC diferente o por RM.</td></tr>
<tr><td>1 ataque clínico</td><td>≥2</td><td>Diseminación en tiempo demostrado por un ataque clínico adicional o por RM o demostración de bandas oligoclonales en LCR.</td></tr>
<tr><td>1 ataque clínico</td><td>1</td><td>Diseminación en espacio demostrado por un ataque clínico adicional implicando un sitio del SNC diferente o por RM
y
Diseminación en tiempo demostrado por un ataque clínico adicional o por RM o demostración de bandas oligoclonales en LCR.</td></tr>
<tr><td colspan="3">Si se cumplen los criterios de McDonald 2017 y no hay una mejor explicación para la presentación clínica, el diagnóstico es EM. Si se sospecha de EM en virtud de un síndrome clínico aislado, pero los criterios McDonald 2017 no se cumplen por completo, el diagnóstico es posible de EM. Si surge otro diagnóstico durante la evaluación que explica mejor la presentación clínica, el diagnóstico no es la EM. Un ataque se define como el reporte del paciente o la observación objetiva de eventos neurológicos agudos que se mantienen más de 24 hrs en ausencia de fiebre o infección, un ataque debe ser corroborado con el examen neurológico, PEV o RM.</td></tr>
<tr><td colspan="3">* No se requieren pruebas adicionales para demostrar la diseminación en el espacio y el tiempo. Sin embargo, a menos que la RM no sea posible, se debe obtener una RM cerebral en todos los pacientes en los que se considera el diagnóstico de EM. Además, se debe considerar el examen de RM de la médula espinal o LCR en pacientes con evidencia clínica y de resonancia magnética insuficientes que respalden la esclerosis múltiple, con una presentación que no sea un síndrome clínicamente aislado típico o con características atípicas. Si se realizan imágenes u otras pruebas (p. ej., LCR) y son negativas, se debe tener precaución antes de hacer un diagnóstico de esclerosis múltiple y se deben considerar diagnósticos alternativos.</td></tr>
<tr><td colspan="3">+ El diagnóstico clínico basado en hallazgos clínicos objetivos para dos ataques es más seguro. La evidencia histórica razonable de un ataque pasado, en ausencia de hallazgos neurológicos objetivos documentados, puede incluir eventos históricos con síntomas y evolución característicos de un ataque desmielinizante inflamatorio previo; al menos un ataque, sin embargo, debe estar respaldado por hallazgos objetivos. En ausencia de evidencia objetiva residual se necesita precaución.</td></tr>
<tr><td colspan="3">¶ La presencia de BOC específicas en el LCR no demuestra diseminación en el espacio pero puede sustituir el requisito para la demostarción de esta medida.</td></tr>
</table>

La EM se considera una enfermedad crónica, desmielinizante, autoinmune que compromete al SNC con aumento en el diagnóstico en las últimas décadas, y afecta principalmente a personas jóvenes, asociándose a discapacidad en etapas altamente productivas de la vida. Es un cuadro que si bien no cuenta con pruebas específicas de diagnóstico, las características clínicas propias y el descarte de otras patologías llevan al médico a definir el diagnóstico y el consecuente manejo de la enfermedad y los síntomas asociados que afectan a los pacientes, como fatiga, disfunción esfinteriana y sexual, trastornos del ánimo, etc.

El caso que se presenta ilustra la dificultad diagnóstica en la primera consulta para médicos no especialistas en una enfermedad de baja prevalencia, especialmente cuando sus manifestaciones son sensitivas, discretas, en extremidades y autolimitadas; en estas circunstancias es el posterior fenómeno de la recurrencia, en especial ante la dispersión espacial, lo que define el diagnóstico.

Referencias

1. WINGERCHUK DM, LENNON VA, LUCCHINETTI CF, PITTOCK SJ, WEINSHENKER BG. The spectrum of neuromyelitis optica. *Lancet Neurol.* 2007; 6(9): 805-15.
2. CHIGANER EH, HYRB JP, CARNERO E. Myelitis and Lupus: Clinical Manifestations, Diagnosis and Treatment. *Review. Reumatol Clin.* 2017; 13(6): 344-8.
3. MÉNDEZ C, SANGÜESA C, FERNÁNDEZ-CASTRO M, ANDREU JL. Manifestaciones neurológicas del síndrome de Sjögren primario. *Semin Fund Esp Reumatol.* 2013; 14(3): 80-5.
4. THOMPSON AJ, BANWELL BL, BARKHOF F, CARROLL WM, COETZEE T, COMI G, *et al.* Diagnosis of multiple sclerosis: 2017 revisions of the McDonald criteria. *Lancet Neurol.* 2018; 17(2): 162-73.

Caso 26
Somnolencia diurna excesiva

Alejandro Herrera-Aceituno

I. Historia

a. En quién ocurre la enfermedad

Se trata de un adolescente de 15 años que va al día en su escolaridad, cursando segundo medio con promedio 6 (en una escala de 1 a 7, siendo 7 la máxima calificación), vive con ambos padres y una hermana de 9 años.

b. Factores de riesgo personales

Sin antecedentes mórbidos conocidos, en particular sin antecedentes de patología de la madre durante el embarazo ni complicaciones perinatales, tuvo un desarrollo psicomotor normal. Tiene un cronotipo de tipo "búho" como se desglosa en la Tabla 1.

Tabla 1. Cronotipo del paciente.

	Días de semana	Días Libres
Hora en que va a la cama	23:00 hrs	01:00 hrs
Hora en que se dispone a dormir	23:10 hrs	01:10 hrs
Minutos necesarios para quedarse dormido	30 min.	10 min.
Hora en que se despierta	07:00 hrs (con alarma)	10:00 hrs
Después de cuantos minutos se levanta	5 min. (lo levantan)	20 min.

Sin alergias ambientales, alimenticias ni a medicamentos. No tiene cirugías. Niega consumo de tabaco, alcohol o drogas. Juega fútbol de forma recreativa y no practica deportes extremos. Madre con diabetes mellitus, padre sano.

Se desconoce la presencia de enfermedades neurológicas o psiquiátricas en la familia. Previo al cuadro clínico actual no utilizaba ningún fármaco.

Búsqueda dirigida de signos y síntomas pertinentes al caso:

Ronquidos: (-)
Apneas presenciadas: (-)

Necesidad de siestas previamente: (-)
Cataplexia: (-)
Trastornos conductuales del sueño REM (TCSR): (+) somniloquias. –habla durante el sueño.
Epilepsia (-)
Hiperfagia: (-)
Hipersexualidad: (-)
Cefalea: (-)
Síncope (-)
Cuadros intercurrentes recientes: Cuadro gripal un mes antes del inicio.
Vacunas recientes: (-)
Uso de pantallas móviles antes de dormir: Sí.
Bullying escolar (-)
Compañeros de colegio con los mismos síntomas: (-)
Movimientos anormales: (-)
Fiebre: (-)
Depresión: (-)

c. Factores de riesgo comunitarios y ambientales circunstanciales

No existen.

d. Situación de consulta

Consulta privada en centro médico universitario en Talca. Los datos y antecedentes del cuadro clínico fueron aportados principalmente por la madre.

e. Cuadro clínico

PRIMERA PARTE

Después de un mes de haber cursado con cuadro gripal, parte de forma gradual con alteraciones conductuales caracterizadas por excesiva somnolencia diurna (ESD), con necesidad de tomar varias siestas durante el día a pesar de haber dormido las horas suficientes durante la noche; esto interfiere con sus actividades cotidianas y muchas veces lo han debido retirar de clases. Se agrega a ello episodios de parálisis del sueño y alucinaciones tanto al inicio del sueño (hipnagógicas) como al despertar (hipnopómpicas), las cuales consisten en sensaciones amenazantes como "que va a ser atacado por un muñeco de su pieza" o relacionadas con "muerte de familiares", pero sin alucinaciones auditivas complejas. Es llevado por sus padres a múltiples consultas médicas sin obtener un diagnóstico claro y siendo catalogado como una "reacción psicológica", o en otras oportunidades como un trastorno del ánimo, por lo que se indica tratamiento con Sertralina 50 mg/día obteniendo una buena respuesta inicial pero que después decaería, por lo que sus padres deciden suspenderla. Toda esto ha llevado a la familia a una situación de estrés y desesperación, que queda de manifiesto durante la entrevista. Respecto al nivel actual de somnolencia tiene un puntaje en la Escala de Somnolencia Epworth (ESE) de 24 puntos.

f. Examen físico

Signos vitales

Presión arterial: 105/74.
Pulso: 64 por minuto.

Examen físico general

Peso 52 kg. Estatura 1,65 m. IMC 19,1 kg/mt2. Hidratado.
Cabeza: Tabique nasal levemente desviado a derecha, perfil levemente convexo, Mallampati I (total visibilidad de amígdalas, úvula y paladar blando) amígdalas grado I, lengua tamaño normal, oclusión dental normal.
Cuello: sin aumento de volumen y sin soplos.
Tórax: murmullo pulmonar presente, sin ruidos agregados. Corazón: RR2T, no ausculto soplos.
Abdomen: blando depresible, sin dolor, ruidos hidroaéreos presentes.
Extremidades: pulsos pedios presentes, sin edema. Sin dismorfias.
Sin lesiones cutáneas.

Examen neurológico

Sopor superficial. Duerme en el box al dejar de estimularlo.
Lenguaje: limitado por somnolencia, no se aprecian alteraciones en la forma del lenguaje.
Pares craneales: Pupilas isocóricas y reactivas, sin déficit de campo visual por amenaza. Fondo de ojo: papila de bordes netos y pulso venoso presente, sin paresia de músculos oculares externos, reflejo corneal simétrico, sensibilidad facial simétrica, sin parálisis facial, pares bajos conservados.
Motor: moviliza las 4 extremidades simétricamente, sin paresia, tono y reflejos osteotendíneos conservados y simétricos, reflejos plantares flexores bilaterales.
Sensibilidad: sensibilidad al dolor preservada y simétrica. Otras modalidades no evaluables por somnolencia.
Cerebeloso: con dificultad logra realizar bien pruebas de metría y diadococinesia.
Meníngeos: signos de Kernig y Brudzinski ausentes.

g. Exámenes clínicos complementarios

Los exámenes de laboratorio generales se encuentran todos dentro de límites normales (hemograma, pruebas de coagulación, perfil bioquímico, perfil hepático, TSH, electrolitos plasmáticos y proteína C reactiva).

h. Diagnósticos de ingreso

SINDROMÁTICO

Síndrome de excesiva somnolencia diurna.

TOPOGRÁFICO

Centros activadores de la vigilia - Hipotálamo Lateral.

ETIOLÓGICO

Sospecha de narcolepsia sin cataplexia (Tipo 2).
Hipersomnia Idiopática.

i. Exámenes complementarios específicos

Resonancia Magnética (RM) de encéfalo con y sin gadolinio sin hallazgos de significado patológico, en particular sin lesiones inflamatorias, desmielinizantes ni periventriculares.

Electroencefalograma estándar (EEG st) sin privación de sueño informado como normal, con episodios de sueño NREM 1 y 2.

Anticuerpos anti Aquaporina 4 (anti-AQP4): Negativos.

J. Cuadro clínico

SEGUNDA PARTE

Se solicita estudio con test de latencias múltiples del sueño (TLMS) precedido por una polisomnografía (PSG) realizada la noche anterior. La TLMS consiste en que el paciente debe realizar 4 siestas diurnas de una duración entre 20 o 40 minutos cada 2 horas registrando actividad cerebral, movimientos oculares, respiración y un electrocardiograma. Entre siestas el paciente debe estar despierto y levantado. Como test, es el *gold standard* para la evaluación de la somnolencia, valorando la tendencia del paciente para dormir en un ambiente tranquilo.

Los resultados son los siguientes:

- TLMS: Latencia de 7 minutos promedio al inicio del sueño NREM–sueño de no movimientos oculares rápidos –(acortada) y presencia de inicio de sueño REM–sueño de movimientos oculares rápidos– (SOREM) en 2 de las 4 siestas.
- PSG: Tiempo total de sueño 442 min. (requirió ser despertado), latencia al sueño 2 min (acortada), latencia al REM 14 min (acortada), índice de apnea-hipopnea 2/hr (normal).

Con estos nuevos antecedentes se establece el diagnóstico de Narcolepsia Tipo 2 y se inicia tratamiento con Modafinilo 100 mg dos veces al día, logrando buen control de la somnolencia diurna. En cuanto a las alucinaciones y parálisis del sueño se realiza educación al paciente y sus padres acerca de la naturaleza de las mismas.

II. Comentario del caso

En el preciso momento en el que médico neurólogo toma conciencia durante su formación de que para llegar a buen puerto en el proceso diagnóstico requiere, a través del paciente y testigos, entrevistar literalmente al órgano presuntamente enfermo, se da cuenta que no será una tarea fácil. Es en ese momento que entiende que debe contar con un método de trabajo (y finalmente de pensamiento) que le permita ser sistemático y que no deje escapar ningún detalle tanto del paciente, testigos, entorno, contexto y circunstancias en que se lleva a cabo el acto médico, incluso antes de hablar con el paciente como lo fue en este caso. Considerando la historia clínica, se pueden intuir tres cosas: i) debe tratarse de un diagnóstico poco habitual, ii) la afección debe ser de tal magnitud que representa un gran problema para el paciente y/o su familia, y iii) a pesar de ello no puede tratarse de algo de riesgo vital inminente.

Efectivamente, la narcolepsia es una entidad poco habitual, con una prevalencia del 0,02-0,067% en el mundo y con un tiempo promedio entre el inicio de los síntomas y el diagnóstico de 5-15 años (1,2).

El síntoma que comanda el cuadro clínico es la excesiva somnolencia diurna, pero antes de profundizar en los diagnósticos diferenciales es importante considerar algunos aspectos:

¿Cómo era la vida de nuestro paciente antes de la enfermedad? (En quién ocurre la enfermedad)

Resulta relevante saber cómo está conformado su núcleo familiar, saber si ha habido algún cambio o quiebre en él, saber cómo fue su desarrollo psicomotor, si asiste al colegio o no, cuál es su rendimiento escolar, como es la relación con sus compañeros y si existen situaciones que los padres podrían desconocer (como bullying), si existen compañeros de colegio con los mismos síntomas, si tiene algún pasatiempo que implique un riesgo para su salud, si utiliza pantallas móviles cerca de la hora de dormir y cómo es su higiene del sueño. Un aspecto especialmente relevante es determinar el cronotipo de base de nuestro paciente: ¿Estamos ante un cronotipo tipo "Alondra" (preferencia por ir a dormir y despertar más temprano), Intermedio (como la mayoría de la población) o un tipo "Búho" (preferencia por ir a dormir y despertar más tarde)? Sabemos que estos últimos tienen mayores dificultades para adaptarse a los horarios de estudio y trabajo que parten temprano en la mañana y pueden presentar somnolencia diurna por sueño insuficiente (3). Otro factor relevante es la ocurrencia de un cuadro gripal un mes antes del inicio de los síntomas. Sabemos que algunos cuadros infecciosos pueden gatillar respuestas inmunomediadas; en el caso particular de la narcolepsia, está documentado como desencadenantes las infecciones por *Streptococcus Pyogenes* (4), H_1N_1 y la exposición a una determinada marca de vacuna anti H_1N_1 (Pandemrix) en población genéticamente susceptible (HLA-DQB1*06:02) (2,5,6).

Podríamos resumir nuestro caso como: en un adolescente de cronotipo "Búho", previamente sano, ocurre después de un cuadro gripal algo crónico de instalación gradual y de carácter personal, cuyo diagnóstico sindromático es una excesiva somnolencia diurna.

¿Cómo nos enfrentamos a la Excesiva Somnolencia Diurna?

Es importante cuantificar el grado de ESD tanto al momento del diagnóstico como para controlar la respuesta al tratamiento. Podemos determinarla de forma subjetiva a través de cuestionarios como la ESE, cuyo rango va entre 0-24, siendo lo normal hasta 10. Se consulta al paciente la probabilidad de dormirse en ochos situaciones cotidianas, otorgando un puntaje de cero a tres a cada situación (0 nunca, 3 alta frecuencia de ocurrencia). Esta herramienta está validada para la apnea obstructiva del sueño, pero también ha mostrado utilidad en cuadros de hipersomnia diurna excesiva y narcolepsia (Tabla 2).

Tabla 2. Situaciones consultadas en escala de Epworth.

Sentado y leyendo.
Viendo televisión.
Sentado en un lugar público (ej. cine, reunión).
Viajando como pasajero en un auto durante una hora.
Descansando en la tarde cuando las circunstancias lo permiten.
Sentado y conversando con alguien.
Sentado en un ambiente tranquilo después del almuerzo (sin alcohol).
En un auto, mientras se encuentra detenido por algunos minutos en el tráfico.

También se puede utilizar métodos cuantitativos como el TLMS, en el cual la gente sana suele tener una latencia al sueño de 15 min o más (2).

Los diagnósticos diferenciales de la ESD junto con sus elementos distintivos se presentan en la Tabla 3 (2,7). Es importante considerar que los pacientes pueden tener más de una causa de ESD, por lo que se debe indagar dirigidamente. En nuestro caso el paciente podría haber tenido elementos de sueño insuficiente dado su cronotipo y su horario escolar (Tabla 1), no obstante, el quiebre clínico ocurrió sin mediar ningún cambio de horario, por lo que nos resulta insuficiente para explicar el cuadro completo. Otra causa frecuente de ESD es el Síndrome de Apnea-Hipopnea de Sueño (SAHOS), sin embargo los testigos no reportan apneas ni ronquidos, tiene un índice de masa corporal normal y una configuración anatómica de la vía aérea superior con más elementos protectores que de riesgo (8).

Tabla 3. Diagnóstico diferencial de la excesiva somnolencia diurna.

Diagnóstico	Características distintivas
Sueño Insuficiente	La Somnolencia disminuye al aumentar el tiempo de sueño en los fines de semana y vacaciones.
Síndrome Apnea-Hipopnea del Sueño	Ronquidos, Apneas presenciadas, hipertrofia amigdalina, lengua grande, úvula elongada, obesidad.
Narcolepsia	Cataplexia, alucinaciones hipnagógicas e hipnopómpicas, parálisis del sueño, sueño fragmentado. Al menos 2 SOREM en el TLMS.
Retraso de Fase	Somnoliento en la mañana, alerta por la noche.
Movimiento periódico de piernas	Sueño interferido por movimientos tipo patadas, suele ocurrir junto al síndrome de piernas inquietas, déficit de hierro, uremia y neuropatía.
Trabajo en Turnos	Somnoliento al trabajar de noche, sueño insuficiente en el día.
Medicamentos sedantes	Medicamentos para el insomnio, opiáceos, ansiolíticos, anticonvulsivantes, antipsicóticos, antidepresivos, antihistamínicos.
Hipersomnia Idiopática	Tiempo de sueño nocturno prolongado, largas siestas y poco reparadoras, inercia del sueño, máximo 1 SOREM en el TLMS.
Depresión	Tiempo en cama prolongado, somnolencia poco funcional en el TLMS.
Síndrome de Kleine-Levin	Al menos 2 episodios recurrentes, con alteraciones cognitivas, percepción alterada, hiperfagia o anorexia, hipersexualidad (desinhibición). Asintomático entre los episodios.
Otros	Hipotiroidismo, Enfermedad de Parkinson, Síndrome de Prader-Willi, Distrofia miotónica.

SOREM: Inicio de Sueño REM; TLMS: Test de Latencias Múltiples del Sueño.

Un elemento desconcertante para la familia fue la presencia y el contenido de las alucinaciones; entre otras cosas, esto llevo a la idea de que podría tratarse de un cuadro depresivo severo (depresión psicótica) o incluso un debut de esquizofrenia. Sin embargo la clave está en recordar cómo es la fisiología del sueño REM: este ocurre en un momento particular de las 24 hrs, que es durante la fase de sueño después de las etapas NREM 1, 2 y 3, por lo que el primer ciclo suele tardar 90 minutos en aparecer y se concentran en la segunda mitad de la fase de sueño. Es en donde ocurre la actividad onírica, existe parálisis de la musculatura esquelética (salvo los músculos respiratorios) y existe desregulación autonómica (9,10). Las neuronas orexinérgicas del hipotálamo lateral cumplen un rol fundamental en orquestar todos estos elementos y es justamente este orden el que se pierde en la narcolepsia (11). De ese modo, podemos perder el tono muscular estando en vigilia (cataplexia, característico de la narcolepsia tipo 1), despertar sin revertir la atonía muscular (parálisis del sueño), podemos tener intromisión de actividad onírica en las transiciones de vigilia-sueño (alucinaciones hipnagógicas) o de sueño-vigilia (alucinaciones hipnopómpicas) que suelen ser amenazantes.

También se pueden presentar ciclos de sueño REM a lo largo de las 24 hrs, por lo que sumado a una fragmentación del sueño nocturno tendremos como resultado la ESD típica. Por otro lado, podemos tener actividad onírica sin pérdida del tono muscular, lo que se traduce en un TCSR, que si bien es menos frecuente, sí se ha descrito en población infantil (12-14). Un factor confundente a tener en cuenta fue la buena respuesta inicial a la Sertralina, lo que era esperable ya que disminuye el sueño REM.

Por último, un aspecto relevante también es considerar que la narcolepsia puede ser "sintomática" de algún otro trastorno neurológico con compromiso hipotalámico, en cuyo caso el estudio imagenológico con RM cerebro cobra vital importancia. En particular, interesa descartar que no se trate de una "Narcolepsia Sintomática" en el espectro de la neuromielitis óptica (NMOSD), para la cual nuestro paciente no tenía lesiones típicas ni positividad del anticuerpo anti-AQP4 (15).

Este caso ilustra el rol del método clínico usado por un especialista, en el reconocimiento de entidades infrecuentes en una presentación típica, y valor de construir una anamnesis con rigor y dirección para generar una hipótesis diagnóstica y una solicitud selectiva de exámenes para cerrar un diagnóstico cuya falla de reconocimiento genera inicialmente gran ansiedad a un joven y su familia.

Referencias

1. Thorpy MJ, Krieger AC. Delayed diagnosis of narcolepsy: characterization and impact. *Sleep Med.* 2014; 15(5): 502-7.
2. Scammell TE. Narcolepsy. *N Engl J Med.* 2015; 373(27): 2654-62.

3. KALMBACH DA, SCHNEIDER LD, CHEUNG J, BERTRAND SJ, KARIHARAN T, PACK A, *et al.* Genetic Basis of Chronotype in Humans: Insights From Three Landmark GWAS. *Sleep.* 2017; 40(2): zsw048.
4. ARAN A, LIN L, NEVSIMALOVA S, PLAZZI G, HONG SC, WEINER K, *et al.* Elevated anti-streptococcal antibodies in patients with recent narcolepsy onset. *Sleep.* 2009; 32(8): 979-83.
5. SZAKÁCS A, DARIN N, HALLBÖÖK T. Increased childhood incidence of narcolepsy in western Sweden after AH_1N_1 influenza vaccination. *Neurology.* 2013; 80(14): 1315-21.
6. NOHYNEK H, JOKINEN J, PARTINEN M, VAARALA O, KIRJAVAINEN T, SUNDMAN J, *et al.* AS03 adjuvanted AH_1N_1 vaccine associated with an abrupt increase in the incidence of childhood narcolepsy in Finland. *PLoS One.* 2012; 7(3): e33536.
7. DAUVILLIERS Y, BARATEAU L. Narcolepsy and Other Central Hypersomnias. *Continuum* (Minneap Minn). 2017; 23(4, Sleep Neurology): 989-1004.
8. FOLDVARY-SCHAEFER NR, WATERS TE. Sleep-Disordered Breathing. *Continuum* (Minneap Minn). 2017; 23(4, Sleep Neurology): 1093-116.
9. FULLER PM, GOOLEY JJ, SAPER CB. Neurobiology of the sleep-wake cycle: sleep architecture, circadian regulation, and regulatory feedback. *J Biol Rhythms.* 2006; 21(6): 482-93.
10. SAPER CB, FULLER PM. Wake-sleep circuitry: an overview. *Curr Opin Neurobiol.* 2017; 44: 186-92.
11. MIGNOT E, LAMMERS GJ, RIPLEY B, OKUN M, NEVSIMALOVA S, OVEREEM S, *et al.* The role of cerebrospinal fluid hypocretin measurement in the diagnosis of narcolepsy and other hypersomnias. *Arch Neurol.* 2002; 59(10): 1553-62.
12. NEVSIMALOVA S, PRIHODOVA I, KEMLINK D, LIN L, MIGNOT E. REM behavior disorder (RBD) can be one of the first symptoms of childhood narcolepsy. *Sleep Med.* 2007; 8(7-8): 784-6.
13. KOTAGAL S. Rapid Eye Movement Sleep Behavior Disorder During Childhood. *Sleep Med Clin.* 2015; 10(2): 163-7.
14. LLOYD R, TIPPMANN-PEIKERT M, SLOCUMB N, KOTAGAL S. Characteristics of REM sleep behavior disorder in childhood. *J Clin Sleep Med.* 2012; 15; 8(2): 127-31.
15. KANBAYASHI T, SHIMOHATA T, NAKASHIMA I, YAGUCHI H, YABE I, NISHIZAWA M, *et al.* Symptomatic narcolepsy in patients with neuromyelitis optica and multiple sclerosis: new neurochemical and immunological implications. *Arch Neurol.* 2009; 66(12): 1563-6.

ÍNDICE TEMÁTICO

(Se indica el número del Caso)

D

E

www.ingramcontent.com/pod-product-compliance
Lightning Source LLC
La Vergne TN
LVHW010101061026
849532LV00005BA/1909